JN246248

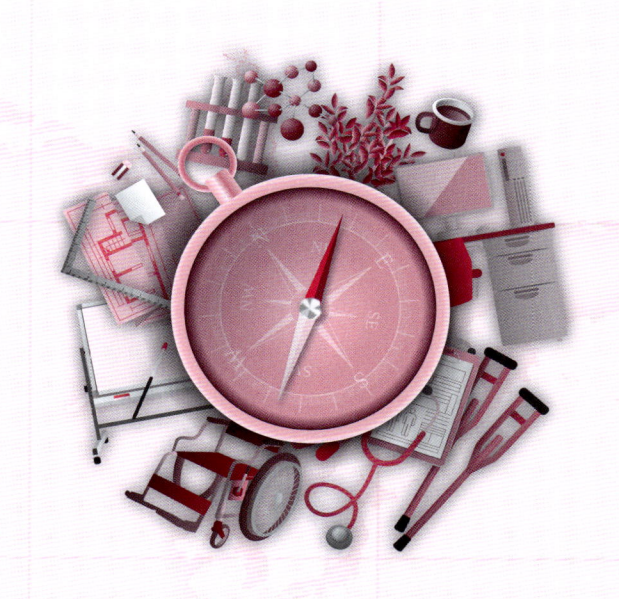

リハビリテーション職種の
キャリア・デザイン

編著：大町 かおり 高木 綾一

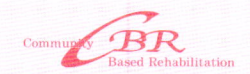

序　文

なぜキャリア・デザインが必要なのか

「キャリア・デザインって何？」──そう思われた読者の方も多いのではないでしょうか？

筆者は、全国各地のセミナー団体や理学療法士・作業療法士養成校で、キャリア・デザインに関する研修を行っていますが、参加者や学生のなかで、キャリア・デザインの重要性を認識している方は非常に少ないと感じています。それは、日常の仕事や生活において、理学療法士・作業療法士の方がキャリア・デザインの必要性やその価値を直接に感じることが少ないためではないかと考えられます。

では、なぜキャリア・デザインの必要性やその価値を感じることが少ないのか？　それは、多くの皆さんが「理学療法士・作業療法士は国家資格保有者であり、雇用の保証が確約されている」という幻想を抱いているからではないでしょうか？　「日本では高齢者が増えていて、理学療法士が仕事をなくすことはない」、「作業療法士として手に職をつければ、ご飯を食べていける」、「理学療法士・作業療法士は介護職より給料が高い」という理由で、理学療法士・作業療法士になった方や現在、理学療法士・作業療法士を目指している方は少なくないでしょう。

しかし、これだけは断言できます。これからの将来、理学療法士・作業療法士の雇用はかなり不安定になり、労働市場において極めて熾烈な競争を強いられることになります。近い将来に生じる理学療法士・作業療法士の過剰供給、地域包括ケアシステムの推進、高齢者数の増加の頭打ち、ロボットテクノロジーなどの技術革新、国家財政のひっ迫などが、理学療法士・作業療法士に熾烈な競争を強いる原因となります。

理学療法士・作業療法士にとって大きな環境変化が生じる未来において、自身の未来を明るいものにするためには"主体的な態度"が必要です。もし、何も行動を起こさずに、自身の未来を環境変化に任せてしまうという"受動的な態度"であれば、自身の未来を環境変化に依存させてしまうことになります。このような状況を、"環境の奴隷"といいます。

経済情勢や雇用情勢が安定している時代においては、環境に身を任せても、それ相応の恩恵を受けることができました。しかし、先述したような激しい環境変化が起こる時代に、環境に身を預けてしまう"環境の奴隷"では、仕事や人生におけるリスクを高めてしまいます。

一方で、仕事や人生における"主体的な態度"は、失敗や批判というリスクを高める可能性があります。しかし、これからの時代では、"主体的な態度"というリスクを取らなければ、経済や雇用の面だけでなく、自身のアイデンティティの喪失というリスクをも高めることにもなりかねません。いい換えると、リスクを取らなければ、"リスクが高まる"という状況といえるでしょう。

　しかし、理学療法士・作業療法士という国家資格保有者は、リスクを取ることを恐れる傾向があります。なぜならば、先述したように「自分の雇用は国家資格に守られている」という意識があるからです。筆者は、これまでに多くの理学療法士・作業療法士のキャリア指導やキャリアカウンセリングを行ってきましたが、大半の方は"変化すること"を恐れます。

　その原因の多くは、「変化することで生じる周囲からの反応が怖い」というものです。何も変化を求めず、現状維持していさえすれば、理学療法士・作業療法士として仕事をしていけるのに、「変化することで周囲から批判されたり、自身の評価が落ちたり、それで仕事ができなくなるのではないか——」という不安を多くの方が持っています。

　これ以外にも、現代の理学療法士・作業療法士は多くの不安を持っています。「理学療法士・作業療法士として将来も仕事をやっていけるのか」、「理学療法士・作業療法士の将来に漫然とした不安がある」、「自分がやりたいことがみつからない」などの不安です。しかし、不安を持つことは悪いことではありません。不安を持つということは、自身の仕事や人生に対して当事者意識がある証拠といえるからです。

　自分の仕事や人生に対して当事者意識がない人は、仕事や人生を能動的に変えることが難しく、常に周囲に対する不満を抱いていたり、周囲に依存しやすい傾向があります。すなわち、環境の奴隷です。環境の奴隷でいる限り、自身の仕事や人生がよい方向性に変化することは難しいでしょう。

　自らの仕事や人生に向き合い、自身の興味・関心・価値観に自らが気づき、その気づきを起点として、仕事や人生に変化を与えていくのがキャリア・デザインの基本です。自らの仕事や人生に向き合うためには、当事者意識が必要です。不安は当事者意識の表れですから、どうか不安を持っていることをネガティブに捉えないでください。不安というマイナスエネルギーを、当事者意識というプラスのエネルギーに変えていくことは十分に可能だからです。

　本書が、そのお手伝いをさせていただきます。

高木　綾一

本書の使い方

　本書には、理学療法士・作業療法士の皆さんがキャリア・デザインを行っていくうえで、必要な知識、理論、キャリア・デザイン実践者インタビューなどが掲載されています。

　キャリア・デザインの手法は科学的に明らかにされており、その理論に基づいてキャリア・デザインを実践していくことで、円滑にキャリアを構築できることでしょう。また、実際にキャリア・デザインに取り組んだ結果、自らが望む働き方や生きがいを手に入れたセラピストのキャリア・デザインについてインタビューした記事も掲載しています。このインタビュー記事から、セラピストの働き方の可能性を感じていただくとともに、キャリア・デザインの素晴らしさを感じていただければと思います。

　キャリア・デザインの実践にはある種の"コツ"があります。それは、常にキャリア・デザインの必要性を理解し、継続的なモチベーションを維持することです。しかし、モチベーションを維持することは最も難しいことでもあります。モチベーションを維持するには、キャリア・デザインの必要性を徹底的に理解することです。

　本書の第2章では、リハビリテーションを取り巻く環境変化と理学療法士・作業療法士の働き方の変遷について詳細に記載しています。この第2章をお読みいただければ、理学療法士・作業療法士にとってキャリア・デザインが極めて重要であることが理解でき、またキャリア・デザインへの継続的なモチベーションが得られることでしょう。

　また本書は、個人のキャリア・デザインだけでなく、組織の人材育成にも活用することができます。組織の理念とそこで働く従業員が望むキャリアの親和性が高ければ高いほど、組織力を高めることができ、企業業績の向上にもつながります。医療機関や介護事業所の経営環境が厳しくなる現代において、従業員に対するキャリア教育の重要性は増しています。

　本書に記載されているキャリアに関する様々な知識や理論を、組織のキャリア教育に活かすことができれば、組織力の向上が期待できるでしょう。

Contents

7

第3章　理学療法士・作業療法士のキャリア・デザインの実際

第4章　多様な場で活躍するリハビリテーション職の先達たち

リハビリテーション職種として働くということ

キャリアとキャリア・デザイン

1. 今リハビリテーション職種のキャリア・デザインを提示することの意味

　この本は、理学療法士・作業療法士の養成課程に在籍する高学年の学生（4 年制大学であれば 3、4 年生）から理学療法士・作業療法士として働き始めて数年が経過した理学療法士・作業療法士の方を対象に書いています。

　『理学療法士及び作業療法士法』が公布されてから半世紀が経ち、それぞれの有資格者数は、理学療法士がおよそ 13 万人、作業療法士がおよそ 8 万人となっています（2017 年現在）。それぞれの有資格者数が増えているということは、国が定めた一定の質的基準を満たした仲間がそれだけいるということであり、その分野で社会に貢献できることが、量的にも質的にも増えるということでもあります。

　一方で、時が流れることで、個人の志向性も、社会からの要請も、法を制定した当初とは大きく変わってきています。このことが、リハビリテーションの分野にどのように関わってくるのかというと、国際生活機能分類（ICF）モデルでいうところの「活動・参加」「環境因子」「個人因子」に影響してきます。ICF は社会全般の影響を受けるものであり、時代によって新たに生まれる価値観、新しく革命的に開発される機器や環境が、対象となる人の目指すゴールを変える可能性を持っているのです（"障がい" という概念さえも変わりつつあります）。

　現在、理学療法士・作業療法士の多くが、病院や施設で勤務しています。それに加えて、今では様々なキャリアが存在します。それらのキャリアは、理学療法士・作業療法士の先輩たちが、患者さんや利用者さんをはじめとした、目の前にいる方のニーズと真剣に向き合い、試行錯誤を繰り返しながら、未開の地を切り開いてつくった新しいキャリアです。

　今、それらのロールモデルを遡るようにキャリア・デザインとして提示することが、理学療法士・作業療法士にとっての未来を開き、最終的には、患者さんや利用者さんの可能性を開くことになるということを確信しています。

これまでどおり、病院や施設で働く理学療法士や作業療法士は必要です。

それに加えて、これからは、理学療法士・作業療法士が、学校で学んだことだけでなく、自ら課題を見つけ解決していくかたちで新しいキャリアをつくり、時代の流れに沿いながら、必要としている人たちのために、これまでに得た知識や技術を活かしつつ貢献できる、それだけの可能性と自由度があるということを、それぞれの読者が考え、気づくきっかけとして本書が役立てば——という思いで記しています。

この本を読んでくださっている皆さんそれぞれが、自分の人生を考えたときに、これから先の5年、10年、20年後、理学療法士・作業療法士として、どのように社会に貢献していくのか、自身に問いかけながら読み進めてもらえたらと思います。

2. 本書でのキャリア・デザインに対する姿勢

これまでの教育（国家試験レベル・病院施設向けの教育・臨床実習も含む）は、これまでどおりに必要であり、さらに広い視野を持ち、目の前の患者さんや利用者さんが必要としていることに対して、理学療法士・作業療法士がそのアイデンティティと誇りを持って飛び込む方法を本書は提案しています。

理学療法士・作業療法士の"定義"と療法士の資質について

1. "定義"と"法規"を再認識することの必要性

『理学療法士及び作業療法士法』をもう一度、読み直してみましょう。

第一章　総則

第一条（この法律の目的）

　この法律は、理学療法士及び作業療法士の資格を定めるとともに、その業務が、適切に運用されるように規律し、もつて医療の普及及び向上に寄与することを目的とする。

とあります。

理学療法士・作業療法士が"国家資格"として定められ、理学療法・作業療法の業務が適切に運用されるように、さらに、理学療法・作業療法としての医療の普及および向上に寄与するように定められています。

久しぶりに読むと、背筋が伸びる思いがしませんか。

ただ、もしかすると、理学療法・作業療法として"医療の普及及び向上に寄与する"とあるなかの"医療"という言葉は、法規的にはそうであっても、現在において、実際に理学療法

士・作業療法士が関わる範囲は、もっと広いものなのかもしれません。

　続く第二条には、

第二条（定義）

　この法律で「理学療法」とは、身体に障害がある者に対し、主としてその基本的動作能力の回復を図るため、治療体操その他の運動を行なわせ、及び電気刺激、マッサージ、温熱その他の物理的手段を加えることをいう。

2　この法律で「作業療法」とは、身体又は精神に障害のある者に対し、主としてその応用的動作能力又は社会的適応能力の回復を図るため、手芸、工作その他の作業を行なわせることをいう。

3　この法律で「理学療法士」とは、厚生労働大臣の免許を受けて、理学療法士の名称を用いて、医師の指示の下に、理学療法を行うことを業とする者をいう。

4　この法律で「作業療法士」とは、厚生労働大臣の免許を受けて、作業療法士の名称を用いて、医師の指示の下に、作業療法を行うことを業とする者をいう。

とあります。

　この条文を読んで、どのように思いますか。

　理学療法士・作業療法士は、その資格を取得した証として国から免許証が与えられ、"医師の指示の下"で治療を行うと書かれています。

　この"医師の指示の下"という言葉を、どのように捉えているでしょうか。

　初めてこの条文を読んだときには、"医師の指示の下"という言葉に、常に医師に指示を仰いで業務を行わなくてはならない窮屈さや、独立して業務を行えないということに対して、残念な気持ちになることがあるように思います。

　ただ、厳しいことをいいますが、時間が経つにつれて、この言葉の解釈が、"医師の指示の下に業務をすればよい"というように、法に守られるかたちに頼ってしまっていることはないでしょうか。

　"医師の指示の下に業務を行う"ということは、その責任は（一部の事故を除いて）医師に委ねられます。理学療法や作業療法は、医師の治療ほど、患者さんの命に直接関わることはありません。しかし、治療効果と治療期間に関しては、時間と費用をかけている以上、その成果を問われることになります。その点については、どれくらいシビアに受け止めているでしょうか。

　私たち理学療法士・作業療法士は、"医師の指示の下"にその業務を行うわけですが、理学療法士・作業療法士として常にその治療の意味を問い続け、技を磨き、意思を持ち、治療チームのなかで活躍することになります。理学療法士・作業療法士としてのアイデンティティを認

識しつつ、プロとしてより良い治療や環境の提供を実施し、提案するのです。それは、中心にいる患者さんのためであり、それが本来の役割なのです。

　チームのなかで今、他職種に遠慮することなく、その役割が果たせているでしょうか。

　そして、今、働いている場所で、自分はどのような役割を果たしているのか。チームという単位からもうひとつ大きく、職場という単位で、地域という単位で、自分がその場所にいる意味を考え、意思を持っているでしょうか。自分が働く病院や施設の規模や立地条件、法人の種類、さらには患者さんに関わるタイミングによって、その施設の地域での位置づけや役割は大きく変わってきます。どのような役割を担っている場所に自分は勤めていて、どのような職種構成のところにいるのか——そこまで意識を広げてみると、自分のできることや役割や貢献できることは、大きく変わってくるはずです。

　あなたがすでに働いていて、"医師の指示の下"を言葉そのままに遵守しようとし、もし、本来持っていた自分が働く意思まで依存的になってしまっているとしたら、それはもう一度、自分の立ち位置を見直してみる必要性があるかもしれません。

　第4章では「業務」に関して書かれています。

> 第4章　業務
> 第十七条　（名称の使用制限）
> 　理学療法士でない者は、理学療法士という名称又は機能療法士その他理学療法士に紛らわしい名称を使用してはならない。
> 2　作業療法士でない者は、作業療法士という名称又は職能療法士その他作業療法士に紛らわしい名称を使用してはならない。

　とあります。いわゆる"名称独占"についての記述で、ここに書かれてあることは、"名称は守られているけれども、実際に行う業務については守られていない"、ということになります。

　皆さんはこの言葉から、どのような思いを抱きますか。

　皆さんはたくさん勉強し、臨床実習を経て、国家試験に合格して資格を得ました（あるいは得ようとしています）。それにもかかわらず、名称しか独占できない——という残念な気持ちに、今回、きちんと向き合ってみませんか。

　確かに、効果的な体操やマッサージを、患者さんご本人や患者さんのご家族に伝え、行っていただくことは違法ではありません。また趣味とは違う、治療としての革細工や木工や陶芸などには、どのような違いがあるのでしょう。

　それぞれに、思うところはたくさんあると思います。湧き上がってきたその思いが、それぞれの職種の本来の"強み"なのです。

法に守られている"もの・こと"、そして、それとは別に存在する、それぞれの職種のアイデンティティと本来の職種の役割を意識しながら、自分の働き方を考えることで、自立した働き方が可能となります。

2. 療法士の資質とリハビリテーションマインド

理学療法士・作業療法士は、薬剤や手術などといった手法からではなく、対象となる患者さんや利用者さんに対する、ことばによる指導や、もの（物理療法・装具療法・工芸など）の介在、そして直接徒手療法を行うことで治療を行います。

これは、治療者側が強制的に治療することが不可能で、患者さんや利用者さんとともに治療を進めていくということを指しています。

例えば、発症してすぐの片麻痺の方に「今は身体に触らないでほしい。そっとしておいてほしい」といわれたとき、治療を中止し、まずはその方の思いを聞くところから始めることがあります。また、単純に、患者さんや利用者さんの代わりに治療者が筋力増強などをすることはできないからこそ、どのように説明すればその方が自主的にトレーニングをしてくれるかを必死で考えます。

これらのことを、理学療法士・作業療法士は、特に強く意識することなく自然に行っているのですが、これは理学療法士・作業療法士という職種が持つ資質の根幹を形成する、大きな特徴のひとつです。

そして、患者さんや利用者さんとともにゴールを目指して治療を行うからこそ、転倒により大腿骨頸部骨折をした患者さんが、無事に自立歩行で自宅に帰ってから、定期的な整形外科外来の通院で、偶然元気な姿を見せてくれるとうれしくなったり、逆に数か月後に再度転倒して入院していることを知ると、つらくなるだけなく、このようなことが起こらないように、もっとできることがあるのではないかと悔しく思ったりすることはないでしょうか。

こういった思いが自然に湧き上がってくるのも、理学療法士・作業療法士という職種が持つ資質の根幹を形成する、大きな特徴のひとつです。

理学療法士・作業療法士は、患者さんや利用者さんと一緒に、共感しながら同じ目線でその人の障がいを見つめ、プロとして治療することができる職種であり、障がいを含めたその人とその人の周りにある環境（ひと・もの）の関係性や時間の流れまでを、大きく全体的に捉えて先を読み、調整する能力が備わっているのです。

理学療法士・作業療法士は、障がいに対して、現象を構造的に捉えながら、患者さんや利用者さんに心理的にも寄り添うことができ、今できる最善の治療をしながらも、障がいが残る場合には、障がいとともに生きていくということに関する方法と技術と、心の支えとなるすべを

持っています。

　理学療法士や作業療法士が、患者さんや利用者さんに対して関与する範囲が、身体だけでなく、こころだけでなく、環境だけでない、それらをすべて含めたものであるからこそ、ほかの医療従事者とは違う視点で見えてくるものがあります。

　実際に臨床の場で求められるこれらの能力が、経験を重ねるごとに磨かれてくるのです。

理学療法士・作業療法士として働くということ

　皆さんが理学療法士や作業療法士という職種を知ったきっかけは、どういうことだったでしょうか。また、資格取得を夢見たきっかけや入試のときの面接で話したことを思い出してみてください。

　部活でけがをし、自分が治療を受けたことで理想の理学療法士に出会ったり、認知症の祖父や祖母に寄り添う作業療法士に出会って、自分の将来の仕事を決めた人がいるかもしれません。

　この仕事に就きたいというきっかけや動機はとても大切で、その後にもずっと影響し続けます。

　ただ、高校生という時期に出会った人たちや出会いのきっかけは、あくまでも "高校生時代の自分" という環境に制限されるので、理学療法士や作業療法士の仕事の一部を見ていたことになります。

　そのため、入学後に実際に学ぶことで、スポーツ分野で理学療法士として働きたいという気持ちから、回復期でじっくり患者さんと向き合いたいと思うようになったり、認知症専門の作業療法士になりたいと思っていたけれど、実習地での経験から手の外科の治療に目覚めたりすることがあるでしょう。

　実は、学生時代に就職を考える場合は、大きく方向を変えることにまだ抵抗は少ないのですが、働き始めてから気づく違和感にはなかなか行動を起こせないことがあります。

　今の自分の仕事について、疑問に思うこと、もう少しこうなればいいのにと思うこと、何かしら気づくことがあるなら、それはどのようなことから起こっているものなのか、目の前の現実と自分の思いを再認識する良い機会なのかもしれません。自分が大切にしているリハビリテーションマインドとその価値観は、ひとつの軸を持ちながら時代の流れによって変わっていくこともあるからです。

　患者さんや利用者さんの症例報告をするときにレジュメをつくりますよね。同じように自分の将来について定期的に現状を評価し、問題点を抽出し、ゴールを設定し、プランを立ててみるのもいいかもしれません。

　理学療法士・作業療法士である自分が、これまで得た知識や技術を存分に使いながら、社会に貢献していくために。

第2章 リハビリテーション職種を取り巻く環境変化と課題

1965 年に『理学療法士及び作業療法士法』が制定されてから、50 年以上の月日が経過しました。この間、日本は政治・経済・医療・福祉などの様々な面で大きな変化を遂げ、また理学療法士・作業療法士に求められる役割も時代とともに変化してきました。しかしながら、国家資格により雇用が守られてきた理学療法士・作業療法士は、外部環境の変化に疎いといわれています。

理学療法士・作業療法士の働き方やキャリア・デザインを考えるうえで、外部環境の変化は極めて重要な視点です。外部環境の変化を適切に把握することで、働き方や人生の在り方の選択肢をより具体的かつ現実的に考えることが可能となります。

そこで、本項では日本における医療・介護・リハビリテーションに関係する環境変化と理学療法士・作業療法士の働き方の変遷について解説し、キャリア・デザインの意思決定の参考材料を提示したいと思います。

戦後から 2000 年までの医療・介護情勢の変化

1. 医療情勢の変化

厚生労働白書によると、戦後の日本の医療提供体制は概ね 3 つの時代区分に分けられます。1945 年から 1985 年までが "医療基盤の整備と量的拡充の時代"、1985 年から 1992 年までが "医療提供体制の見直しの時代"、1992 年以降からは "医療施設の機能分化と患者の視点に立った医療提供体制の整備の時代" といわれています[1]。

"医療基盤の整備と量的拡充の時代"（1945 年〜1985 年）

〜どんどん増やせ、医療機関！〜

戦後の医療提供体制や保健衛生の状況は極めて厳しい状況でした。そのため、政府は都道府県や市町村、その他公的組織に対して財政補助を行い、医療機関の設置を支援しました。その後は高度経済成長の影響もあり、私立系の医療機関も多く設立されました。

このような過程を経て日本の医療水準や保健衛生は大きく向上しましたが、政府による計画的な医療機関の設置が行われなかったことから、各都道府県における医療機関数の格差が生じ

表1　医療体制整備の変遷

第二次医療法改正	特定機能病院	高度に医療に関する提供・評価・開発・研修ができること、内科・外科など主要な診療科が10以上ある、病床（ベッド）数が400以上あるなどであり、主に大学病院が指定された
	療養型病床群	長期にわたり療養を必要とする患者に対して医療を提供する病床群と定義され、慢性期医療の提供が求められた
第三次医療法改正	地域医療支援病院	地域との連携や救急機能を持つ
第四次医療法改正	療養病床	慢性期患者の入院機能を持つ
	一般病床	急性期患者の入院機能を持つ

てしまいました。

"医療提供体制の見直しの時代"（1985年〜1992年）

　〜地域の実情に合わせろ！〜

　そのため1985年の第一次医療法改正では都道府県ごとの医療計画が策定され、公立・私立にかかわらず地域の実情に適した医療施設の整備を目的とした、"二次医療圏" という概念が明確化されました。

　二次医療圏とは、「一体の区域として、入院医療を提供することが相当である単位」であり、各都道府県に定められました。そして、この改正によって二次医療圏ごとに必要病床数が定められ、無尽蔵に病床を増やすことはできなくなりました。

"医療施設の機能分化と患者の視点に立った医療提供体制の整備の時代"（1992年以降）

　〜専門性を強化して患者のニーズに応えろ！〜

　1992年に行われた第二次医療法改正では、医療機関の機能分化をより促すために「特定機能病院」や「療養型病床群」が定められました（**表1**）。その後、1997年の第三次医療法改正では「地域医療支援病院」、2000年の第四次医療法改正では「療養病床」と「一般病床」の制度が導入されました。

2. 介護情勢の変化

　次に介護に関する制度の変遷について解説します。

"どんどん増やせ、介護サービス！"（1986年以降）

　いまだ介護サービスが未整備であったところに1973年に老人医療が無料化され、1970年代に多くの高齢者が長期間医療施設に入院するという "社会的入院" が社会問題となりました。そのため、病状が安定し、介護やリハビリテーションが必要な高齢者が在宅復帰を目指す

ための施設として、1986 年に老人保健施設が創設されました。

　さらに、在宅介護や福祉を促進するために、1989 年には「高齢者保健福祉推進十か年戦略」（ゴールドプラン）、1994 年には「新・高齢者保健福祉推進十か年戦略」（新ゴールドプラン）が策定されました。このふたつの政策を契機として、日本における介護サービスは急速に拡大してゆきます。

　2000 年には介護保険制度が開始され、高齢化社会への対応の素地が整っていきます。

　以上のように、医療・介護制度は常に時代背景の影響を強く受け、大きく変化をしてきました。そしてその変化は、現場で働く医療・介護従事者の役割や働き方にも影響します。特に1980 年代以降の医療法改正による医療機関の機能分化や医療の質の向上、ゴールドプランによる介護サービスの推進は、医師や看護師などの医療・介護従事者の働き方を大きく変えました。

　さらに、2000 年以降の医療・介護制度、とりわけリハビリテーション分野に関する制度は、過去と比較して遥かに大きな変化を遂げ、理学療法士と作業療法士の働き方に強く影響を与えています。

躍進する理学療法士と作業療法士（2000 年）

Point　・介護保険制度と回復期リハビリテーション病棟の誕生により、理学療法士・作業療法士の雇用と社会進出が進みました。

　日本社会における理学療法士・作業療法士の需要を一気に喚起する出来事が 2000 年に起こりました。それは、**介護保険制度の開始と回復期リハビリテーション病棟の誕生**です。

1．介護保険制度

　「介護保険制度」は、介護が必要になった高齢者やその家族を社会全体で支えていくことを目的に創設されました。要介護状態のリスクは誰もが持っており、このリスクを多くの人で支え合い、万が一、要介護状態になったときに円滑に介護サービスを受けることができるようにすることが介護保険制度の狙いです。

　介護保険制度は要介護者の“自立支援”を基本理念としていることから、リハビリテーションは必要不可欠なサービスです。そのため、介護保険制度では「通所リハビリテーション」・「通所介護」・「老人保健施設」・「訪問看護」・「訪問リハビリテーション」などのリハビリテーションや機能訓練の提供による介護サービスが認められていました。このことにより、**介護保**

険事業所に理学療法士・作業療法士が必要とされ、介護保険分野における理学療法士・作業療法士の需要が喚起されたのです。

2. 回復期リハビリテーション病棟

「回復期リハビリテーション病棟」は、発症早期に回復期リハビリテーション病棟転入を促進することにより、急性期ベッドの効率よい稼働を実現し、より多くの患者の在宅復帰を達成して医療費の拡大を抑制することを目的に創設されました[2]。

また、この病棟は「介護保険に関わるコストの低減化」も役割のひとつであったと考えられます。介護保険制度では「要介護度」が高い利用者ほどコストがかかる仕組みになっていたため、介護保険財政の安定性を確保するためには利用者の「介護度」を下げる必要がありました。そのため、**回復期リハビリテーション病棟は日常生活活動（activities of daily living：ADL）が低下した患者にリハビリテーションを提供し、ADL を改善させることで介護保険利用時の要介護度を低減させる役割**が期待されました。

回復期リハビリテーション病棟は、リハビリテーションに特化した日本で初めての病棟であり、診療報酬も高く設定されていました。そのため、**多くの医療機関が回復期リハビリテーション病棟を開設し、理学療法士・作業療法士の雇用を推進**しました。このことにより理学療法士・作業療法士の需要が喚起され、また、供給側として養成校も急増しました。

理学療法士・作業療法士が世の中に多く輩出されるにつれて、回復期リハビリテーション病棟や介護保険事業所だけでなく、医療保険の外来部門や療養病棟にも理学療法士・作業療法士が雇用されるようになり、理学療法士・作業療法士の社会への進出が一気に加速していきました。

医療保険の算定日数に制限、足りない分は介護保険で（2006 年度診療/介護報酬改定）

Point▶ ・医療保険リハビリテーションに算定日数上限が導入され、理学療法士・作業療法士は一定期間でリハビリテーションの効果を出すことが求められました。
・介護保険にリハビリテーションの加算が新設され、「介護保険を用いたリハビリテーション」が推進されました。

社会保障費が将来にわたり増大するという背景を受けて、2004 年に厚生労働省の諮問委員会である高齢者リハビリテーション研究会は、次のような指摘と提言を行いました[3]。

<高齢者リハビリテーション研究会の指摘と提言>

【指摘内容】
　　1）長期にわたって効果の明らかでないリハビリテーション医療が行われている
　　2）医療から介護へ連続するシステムが機能していない
　　3）リハビリテーションとケアの境界が区分されておらず，リハビリテーションとケアが混在して提供されているものがある
　　4）在宅におけるリハビリテーションが十分でない

【提言内容】
　　1）リハビリテーションは，利用者の生活機能に関する最適の目標をひとりひとりに設定し，その目標を実現させるために立てられた個別的な計画に基づき，期間を設定して行われるべきものである
　　2）目標や計画に基づかない単なる機能訓練を漫然と実施することはあってはならない

1. 医療保険リハビリテーションの算定日数が制限される

　この内容は，2006年度診療報酬改定の疾患別リハビリテーション料と算定日数上限の導入に強く影響を与えました。これらの制度は医療保険におけるリハビリテーションの対象を脳血管疾患リハビリテーション，運動器リハビリテーション，呼吸器リハビリテーション，心大血管リハビリテーションの4区分に類型し，かつ，それぞれの区分に**医療保険の算定日数上限を定める**ものでした（**表2**）[4]。

　この制度が導入されたことにより，医療保険におけるリハビリテーションに次のような役割が求められるようになります。

①医療保険におけるリハビリテーションは，疾患の治癒や回復を通じて患者のADL回復や社会復帰を支援するものである。

②医療保険におけるリハビリテーションは，長期にわたり漫然と行うものではなく，一定期間で最大の効果を上げることを目的とする。

表2　医療保険リハビリテーションにおける算定日数の上限[4]

	脳血管疾患等リハビリテーション	運動器リハビリテーション	呼吸器リハビリテーション	心大血管疾患リハビリテーション
対象疾患	脳血管疾患 脳外傷 脳腫瘍 神経筋疾患 脊髄損傷 高次脳機能障害 　　　　など	上・下肢の複合損傷 上・下肢の外傷・骨折の手術後 四肢の切断・義肢 熱傷瘢痕による関節拘縮 　　　　など	肺炎・無気肺 開胸手術後 肺梗塞 慢性閉塞性肺疾患であって重症後分類Ⅱ以上の状態の患者 　　　　など	急性心筋梗塞 狭心症 開心術後 慢性心不全で左心駆出率40%以下 冠動脈バイパス術後 大血管術後　　など
リハビリテーション料（Ⅰ）	250点	180点	180点	250点
リハビリテーション料（Ⅱ）	100点	80点	80点	100点
算定日数の上限	180日	150日	90日	150日

＊リハビリテーション料（Ⅱ）は，一定の施設基準を満たす場合に算定できる。
＊リハビリテーション料（Ⅰ）は，さらに医師またはリハビリテーション従事者の配置が手厚い場合に算定できる。

つまり、**医療保険を用いたリハビリテーションの役割は、「一定期間内において疾患から生じた後遺症の回復を図ること」** と定められたと考えてもよいでしょう。このような理学療法士・作業療法士にとって厳しい制度改定があった一方で、リハビリテーションをより効果的に行うための次のような制度も導入されました[5]。

①発症後の早期リハビリテーションは9単位（180分）まで提供可能とする。

②療法士の1日当たりの単位数の増加

③機能訓練室の面積緩和

④回復期リハビリテーション病棟の受け入れ疾患の条件緩和

⑤摂食機能療法の評価

⑥訪問リハビリテーションの充実

　これらの制度改定は画期的であり、医療保険におけるリハビリテーションの充実を図るものでした。したがって、2006年度の診療報酬改定は、**「長期にわたり効果の低いリハビリテーションを提供することを規制し、一方で一定期間内に最大限の回復を図る質の高いリハビリテーションを推進した」** といえます。

2. 介護保険にリハビリテーションの加算が新設される

　また、同年に改定された介護報酬でもリハビリテーションに関する大きな制度変更が行われました。医療保険において疾患別に算定日数上限が導入されたことにより、算定日数を超えた介護保険の要介護被保険者は介護保険制度を利用してリハビリテーションを継続する方針が示されました。そのため、介護保険において「短期集中リハビリテーション実施加算」と「リハビリテーションマネジメント加算」が新設されました。

＜リハビリテーション加算＞	
短期集中リハビリテーション実施加算	通所リハビリテーション、訪問リハビリテーション、老人保健施設における短期間の集中的なリハビリテーションを評価する
リハビリテーションマネジメント加算	通所リハビリテーションにおいて医師、看護師、介護士、理学療法士、作業療法士などが共同して、利用者ごとにリハビリテーション実施計画を策定し、計画の進捗状況を評価することで算定できる

　このふたつの加算が新設されたことにより、介護保険におけるリハビリテーションの社会的意義が高まったといえます。しかしながら、当時、介護保険分野で働いている理学療法士や作業療法士は医療保険分野に比べて少なく、リハビリテーションを潤沢に提供している介護保険事業所も少ないのが現状で、そのため、算定上限日数を超えた患者が介護保険を用いたリハビリテーションを受けることは困難でした。

　このような状況に陥った患者は「リハビリテーション難民」と呼ばれ、新聞やテレビで報道されるようになります[6]。

　2006年度の診療報酬改定と介護報酬改定は、限られた期間内に効果的なリハビリテーショ

ンを提供することや介護保険分野における質の高いリハビリテーションを行うことを求めるものでした。**特に医療保険において疾患別に算定上限日数が定められたことは、理学療法士・作業療法士のリハビリテーションに関する能力の向上を強く求めるものであり、リハビリテーションの業界は大きな課題を突きつけられた**といえます。

❙ P4Pの衝撃！　成果がなければ報酬も低下?!（2008年度診療報酬改定）

Point ▶ ・高品質なリハビリテーションに対し診療報酬が支払われるインセンティブ制度（P4P）が導入されました。

　2008年度診療報酬改定では、回復期リハビリテーション病棟にP4P（ペイフォーパフォーマンス）が導入され、リハビリテーション業界に衝撃が走ります。**P4Pとは、医療機関が高品質で効率的な医療サービスを提供した場合に高い診療報酬を支払うという、インセンティブ制度**です。回復期リハビリテーション病棟のP4Pの要件は次のようなものでした[7]。
①退院患者のうち在宅復帰率が6割以上
②新規入院患者のうち15％以上が重症患者
③重症患者の30％が退院時に日常生活機能が改善していること
　一方で、これらの要件を満たさなければ回復期リハビリテーション病棟として低いランクに格付けされ、診療報酬が減少するというペナルティーも導入されました。
　P4Pをリハビリテーション医療に導入したのは世界の先進国において日本が初めてであり、導入の是非に関しては多くの異論が噴出しました。
　2006年の疾患別リハビリテーション料と算定上限日数制限の導入に引き続き、リハビリテーション分野にP4Pが導入されたことは、**リハビリテーションにおける成果主義が加速**することを予感させるものでした。実際、P4Pの導入により、全国の回復期リハビリテーション病棟で、P4Pの要件を満たせる病棟と満たせない病棟の2極化が生じ、回復期リハビリテーション病棟の競争が激化していきます。
　そして、ここにきてリハビリテーション医療は、理学療法士・作業療法士などのリハビリテーション専門職の数（量）による質の担保から、2006年度と2008年度の診療報酬改定により**量より質を重視する方針に転換**したことを示唆するものでした。

医療保険から介護保険への移行が進む（2008年度診療報酬改定と2009年度介護報酬改定）

Point ▶ ・要介護被保険者のリハビリテーションは、医療保険から介護保険を用いたものへと移行が進みました。

　2008年度診療報酬改定と2009年度介護報酬改定では、外来リハビリテーションに関する大きな制度変更が行われました。

1. 医療保険リハビリテーションの拡充で"リハビリテーション難民"を解決

　2008年度診療報酬改定では、2006年度診療報酬改定により生じた「医療保険のリハビリテーションが終了したものの、介護保険事業所の未整備により介護保険のリハビリテーションを受けることができない患者」、いわゆる"リハビリテーション難民"問題に配慮し、疾患別リハビリテーションの標準的リハビリテーション実施日数を超えたものについては、1か月当たり13単位（260分）まで実施可能としました[8]。

2. 介護保険リハビリテーションへの移行が進む

　しかし、同時に国は「要介護被保険者のリハビリテーションに関しては、介護保険へ移行する予定である」という旨の内容を改めて発表しており、**今後も介護保険を用いたリハビリテーションが推進**されることが予想されました。また、2009年度介護報酬改定では、医療保険から介護保険のリハビリテーションへの移行を図るための制度変更が行われました[9]。

＜医療保険から介護保険への制度変更＞	
1）保険医療機関のみなし指定	医療保険でリハビリテーションを受けている患者が、同じ施設で引き続き介護保険のリハビリテーションを受けられるよう、保険医療機関を介護保険の通所リハビリテーション事業所として「みなし指定」して取り扱う
2）短時間・個別リハビリテーションに対する評価	利用者がリハビリテーションのサービスを利用しやすくするために、通所リハビリテーションにおいて短時間（1時間以上2時間未満）サービスを提供する事業所と20分以上の個別リハビリテーションを評価した
3）短期集中リハビリテーション実施加算	介護保険を用いたリハビリテーション利用開始初期における早期の集中的な介入に対する評価の引き上げを行った

　2008年度診療報酬改定により医療保険の疾患別リハビリテーションの日数上限を超えた場合にも、継続してリハビリテーションが受けられる制度が講じられました。続く2009年度の介護報酬改定では、介護保険における短時間通所リハビリテーションが推進され、要介護被保

険者の医療保険から介護保険への移行が促されることとなります。

　これにより、**急性期・回復期のリハビリテーションは医療保険、慢性期のリハビリテーションは介護保険**という役割分担の推進が鮮明になったといえます。

新サービス「リハビリテーション特化型デイサービス」の誕生

Point▶
・"リハビリテーション難民"の受け皿として、「通所介護」すなわち「リハビリテーション特化型デイサービス」が誕生しました。
・通所介護にリハビリテーションの機能が導入されたことにより、理学療法士・作業療法士が通所介護に就職することが一般的になってきました。

1.　リハビリテーション特化型デイサービスの誕生

　2006 年度診療報酬改定により生じた"リハビリテーション難民"の社会問題は、新たなビジネスを生むこととなります。それが「リハビリテーション特化型デイサービス」です。

　デイサービスの正式名称は「通所介護」で、介護保険法により「利用者が可能な限りその居宅において、その有する能力に応じて自立した日常生活を営むことが出来るよう、必要な日常生活の世話および機能訓練を行うことにより『利用者の社会的孤立感の解消』および心身の機能の維持並びに利用者の家族の身体的および精神的負担の軽減を図るものでなければならない。」と定められています[10]。したがって、「通所介護」では、入浴・排せつ・食事などの介護、自立に向けた機能訓練、孤立感の解消・社会参加、レスパイトケアなど多様な介護サービスを提供することが一般的でした。

2.　リハビリテーション特化型デイサービスの普及

　しかし、2006 年以降に全国各地に設立された**「リハビリテーション特化型デイサービス」は、筋力トレーニング、有酸素運動、体操、ADL 訓練、歩行訓練などのリハビリテーションに関するサービスを利用者に提供する通所介護**でした。なかには、**理学療法士・作業療法士を雇用し、利用者に対して医療機関や通所リハビリテーションと同様な個別リハビリテーションを提供する**事業所もありました。

　介護保険事業は参入障壁が低く、民間企業も一定の要件を満たせば介護事業を始めることができます。当時、多くの経営コンサルティング会社が「リハビリテーション特化型デイサービス」に関するフランチャイズビジネスを展開し、多くの民間企業がそれに呼応しデイサービスを開設しました。そのため、「リハビリテーション特化型デイサービス」は、瞬く間に全国に

広がりました。

　2009 年の通所リハビリテーションの「短時間リハビリテーション」の創設によるリハビリテーション機能の強化と、2006 年以降の「リハビリテーション特化型デイサービス」の急増により、介護保険における通所系事業所のリハビリテーション機能の二分化が起こりました。通所リハビリテーション、通所介護ともに "リハビリテーション" という機能を持つことになり、ふたつの機能がバッティングしたのです。そして、**通所介護にリハビリテーションの機能が導入されたことにより、理学療法士・作業療法士が通所介護に就職することが一般的に**なってきました。

地域包括ケアシステムの考えが反映される（2012 年度診療/介護報酬改定）

Point▶　・医療保険リハビリテーションは算定要件がより厳しくなり、回復期リハビリテーション病棟では理学療法士・作業療法士を従来のように雇用できなくなりました。
　・介護保険リハビリテーションでは「自立支援」「重傷者対応」「在宅復帰」が重視され、理学療法士・作業療法士は対応するためのスキルが求められるようになりました。

　2011 年に介護保険法改正が行われ、「高齢者が住み慣れた地域で自立した生活を営めるよう医療、介護、予防、住まい、生活支援サービスが切れ目なく提供される『地域包括ケアシステム』の構築に向けた取組みを進める」ことが発表されました[11]。この内容は、それまでに行ってきた医療保険や介護保険に関する改革をさらに高い次元に引き上げるものでした。

　2025 年には "団塊の世代" が 75 歳以上となり、社会保障費が急増する、いわゆる「2025年問題」に日本は直面しています。その対応策として打ち出されたのが、この "地域包括ケアシステム" です。そのため、2025 年までにこの "地域包括ケアシステム" を完成させる政策を掲げました。

　地域包括ケアシステムの詳細については別項にて詳細に解説し、ここでは "地域包括ケアシステム" の考えが色濃く現れた、2012 年度診療報酬・介護報酬改定のダブル改定について解説します。

1. 医療保険リハビリテーションの要件強化と減額が進む

　診療報酬改定では、回復期リハビリテーション病棟の3区分化、疾患別リハビリテーション

における要介護被保険者の減額が行われました[12]。

（1）重症者の在宅復帰を推進した回復期リハビリテーション病棟の 3 区分化

　それまで 2 区分で構成されていた回復期リハビリテーション病棟が、3 区分に変更されました。これにより最も高い入院基本料を算定できる病棟には、以前よりも**厳しい在宅復帰率や重症者受け入れなどの P4P 要件が設けられた**のです。国は、地域包括ケアシステムを背景に重度者の在宅復帰を進めており、回復期リハビリテーション病棟にも重症者の在宅復帰支援という役割を課しました。最も高い入院基本料を算定できる回復期リハビリテーション病棟の要件は次のとおりです。

＜回復期リハビリテーション病棟の P4P 要件＞

①看護配置は常時 13 対 1 以上（看護師 7 割以上、夜勤看護職員 2 名以上）
②看護補助者は常時 30 対 1 以上
③専任のリハビリテーション科医師 1 名以上、専従の理学療法士 3 名以上、作業療法士 2 名以上、言語聴覚士 1 名以上、専任の社会福祉士など 1 名以上
④在宅復帰率 7 割以上
⑤新規入院患者の 3 割以上が重症の患者であること
⑥新規入院患者のうち 1 割 5 分以上が「一般病棟用の重症度・看護必要度」A 項目 1 点以上の患者であること
⑦重症患者の 3 割以上が退院時に日常生活機能が改善していること

---

　④⑤⑥の要件は重度者の受け入れを規定するもので、重度者の ADL を回復させたうえで、病棟全体の入院患者の在宅復帰率を 7 割以上にしなければならないという極めて厳しい内容です。

　この要件強化により、重症者の新規入院を確保できない回復期リハビリテーション病棟では病棟の稼働率低迷を招き、運営が困難となる事態に至りました。それまで**理学療法士・作業療法士の最大の雇用先であった回復期リハビリテーション病棟の運営が厳しい状況になったことで、理学療法士・作業療法士の今後の雇用情勢に危惧が生まれました。**

（2）疾患別リハビリテーションにおける要介護被保険者の減額

　維持期リハビリテーションにおける脳血管疾患等リハビリテーション料、運動器リハビリテーション料が減額されました。この改定の目的は、維持期リハビリテーション（＊下の欄外を参照）の診療報酬を減額することにより、**要介護被保険者のリハビリテーションを医療保険から介護保険へ移行させる**ことでした。

2.　介護保険リハビリテーションは「自立支援」「重症者対応」「在宅復帰」を重視

　介護報酬改定では、在宅における自立支援、通所リハビリテーションの重症者対応、老人保健施設の在宅復帰推進が行われました[13]。

＊維持期リハビリテーション：要介護被保険者で算定上限日数を超え、治療を継続することにより状態の改善が期待できると医学的には判断されないが、状態の維持などを目的として行われるリハビリテーション

（1）訪問介護と訪問リハビリテーションの協業による自立支援の取り組みの評価

　訪問介護事業所に生活機能向上連携加算が新設されました。この加算は「自立支援型のサービスの提供を促進し、利用者の在宅における生活機能向上を図る観点から、訪問リハビリテーション実施時にサービス提供責任者とリハビリテーション専門職が、同時に利用者宅を訪問し、両者の共同による訪問介護計画を作成することについての評価を行う」ものでした。算定要件は次のとおりです。

> **＜生活機能向上連携加算の算定要件＞**
> ①サービス提供責任者が、訪問リハビリテーション事業所の理学療法士、作業療法士又は言語聴覚士（以下「理学療法士等」という。）による訪問リハビリテーションに同行し、理学療法士等と共同して行ったアセスメント結果に基づき、訪問介護計画を作成していること
> ②当該理学療法士等と連携して訪問介護計画に基づくサービス提供を行っていること
> ③当該計画に基づく初回の訪問介護が行われた日から３か月間、算定できること

　要介護支援者や要介護者の重度化の進行を遅らせることができれば、介護保険財政への負担を軽減させることができます。そのため、訪問介護における自立支援の取り組みを促すことで、重度化を予防することを目的にこの加算が新設されました。**理学療法士や作業療法士が訪問ヘルパーと連携し、要支援者や要介護者の自立支援を行っていくという非常に画期的なもの**でした。この加算の新設により、今後はこれまで以上に在宅生活に踏み込んだ自立支援が必要であることを示唆したものでした。

（2）通所リハビリテーション事業所における重度者対応の評価

　通所リハビリテーション事業所に重症療養管理加算が新設されました。これは手厚い医療が必要な利用者に対するリハビリテーションの提供を促進する観点から、要介護度４または５の手厚い医療が必要な利用者の受け入れを評価するものでした。算定要件は次のとおりです。

> **＜重症療養管理加算の算定要件＞**
> 1）所要時間１時間以上２時間未満の利用者以外の者であり、要介護４又は５であって、別に厚生労働大臣が定める状態であるものに対して、医学的管理のもと、通所リハビリテーションを行った場合
> （注）別に厚生労働大臣が定める状態（イ～リのいずれかに該当する状態）
> 　イ　常時頻回の喀痰吸引を実施している状態
> 　ロ　呼吸障害等により人工呼吸器を使用している状態
> 　ハ　中心静脈注射を実施している状態
> 　ニ　人工腎臓を実施しており、かつ、重篤な合併症を有する状態
> 　ホ　重篤な心機能障害、呼吸障害等により常時モニター測定を実施している状態
> 　ヘ　膀胱又は直腸の機能障害の程度が身体障害者障害程度等級表の４級以上であり、ストーマの処置を実施している状態
> 　ト　経鼻胃管や胃瘻等の経腸栄養が行われている状態
> 　チ　褥瘡に対する治療を実施している状態
> 　リ　気管切開が行われている状態

　地域包括ケアシステムを背景に医療の在宅シフトが推進され、重度者の在宅療養が一般的なことになってきていますが、それに伴って重度者の在宅生活に関する支援体制が課題となってきました。そのため、**通所リハビリテーションにおいても重度者対応が必要となり、通所リハビリテーションで働く理学療法士・作業療法士にも重症者対応のスキルが必要**となりました。

（3）老人保健施設の在宅復帰強化の推進

　老人保健施設の在宅復帰に関する要件や加算が新設され、関係者に大きな衝撃が走りました。老人保健施設の在宅復帰は以下の2種類の要件で評価されることになったのです。

> **＜老人保健施設の在宅復帰の要件＞**
> 1）在宅強化型老健施設
> 　在宅強化型老健施設とは以下の要件等を満たす老健施設
> 　　・在宅復帰率が50％を超えていること
> 　　・ベッドの回転率が10％以上であること
> 　　・要介護度4または要介護5の利用者が35％以上であること
> 2）在宅復帰・在宅療養支援機能加算算定施設
> 　　在宅復帰・在宅療養支援機能加算算定施設とは以下の要件等を満たす老健施設
> 　　・在宅復帰率が30％を超えていること
> 　　・ベッドの回転率が5％以上であること

　介護老人保健施設は、「施設サービス計画に基づいて、看護、医学的管理の下における介護及び機能訓練その他必要な医療並びに日常生活上の世話を行うことにより、入所者がその有する能力に応じ自立した日常生活を営むことができるようにすることとともに、その者の居宅における生活への復帰を目指すものでなければならない。」と定義されてきました[14]。したがって、老人保健施設は本来、在宅復帰と在宅療養支援のための地域拠点となる施設であり、リハビリテーションを提供する機能維持・改善の役割を担うことが期待されています。

　しかし、老人保健施設の在宅復帰への取り組みが乏しいことや在宅復帰率が低いことが指摘され、「第二の特別養護老人ホーム」と呼ばれることもあります。

　地域包括ケアシステムへのシフトを背景に、老人保健施設でも本来の役割である在宅復帰が評価されることになりました。回復期リハビリテーション病棟だけでなく、**老人保健施設にも在宅復帰機能が求められたことにより、老人保健施設に勤務する理学療法士・作業療法士は、老人保健施設におけるリハビリテーションの在り方について再考する必要に迫られることとなりました。**また、老人保健施設の在宅復帰推進により、回復期リハビリテーション病棟は在宅復帰機能を有する医療機関としての優位性を失いかねない状況になりました。

入院医療の役割強化と医療の在宅シフトが進む（2014年度診療報酬改定）

Point▶ 　・入院医療の機能分化が推進され、急性期、回復期、慢性期のそれぞれの病床機能が明確に定義されました。
　・入院患者の在宅復帰への取り組みが強化され、理学療法士・作業療法士には個別リハビリテーションだけではなく、病棟マネジメントやチーム医療の推進が期待されるようになりました。

・急性期病棟に勤める理学療法士・作業療法士は、病棟内での予防行為（予防リハビリテーション）を求められるようになりました。

・訪問看護ステーションに勤める理学療法士・作業療法士は、軽度者や回復期に該当する利用者だけでなく、重度者やターミナル期の利用者に対するリハビリテーションの提供も求められるようになりました。

　2014年度診療報酬改定は、医療業界やリハビリテーション分野にとってダイナミックな変革をもたらしました。それは2000年の介護保険、回復期リハビリテーション病棟の誕生に匹敵するほどの変革でした。2014年度の診療報酬改定では、**急性期、回復期、慢性期のすべてにおいて在宅復帰への取り組みが強く求められ、さらに地域包括ケア病棟の新設、診療所や訪問看護ステーションの機能強化、予防リハビリテーションを評価するADL維持向上等体制加算の新設など、リハビリテーション分野に大きな影響を与える改定**が行われました[15]。

1. 入院医療における在宅復帰要件の新設

　高度急性期・急性期、地域包括ケア病棟、療養型病棟に在宅復帰に関する要件が新設されます。これにより回復期リハビリテーション病棟も含め、すべての入院医療に在宅復帰の要件が課せられました。各医療機能別の在宅復帰要件は次のとおりです（**図1**）[16]。

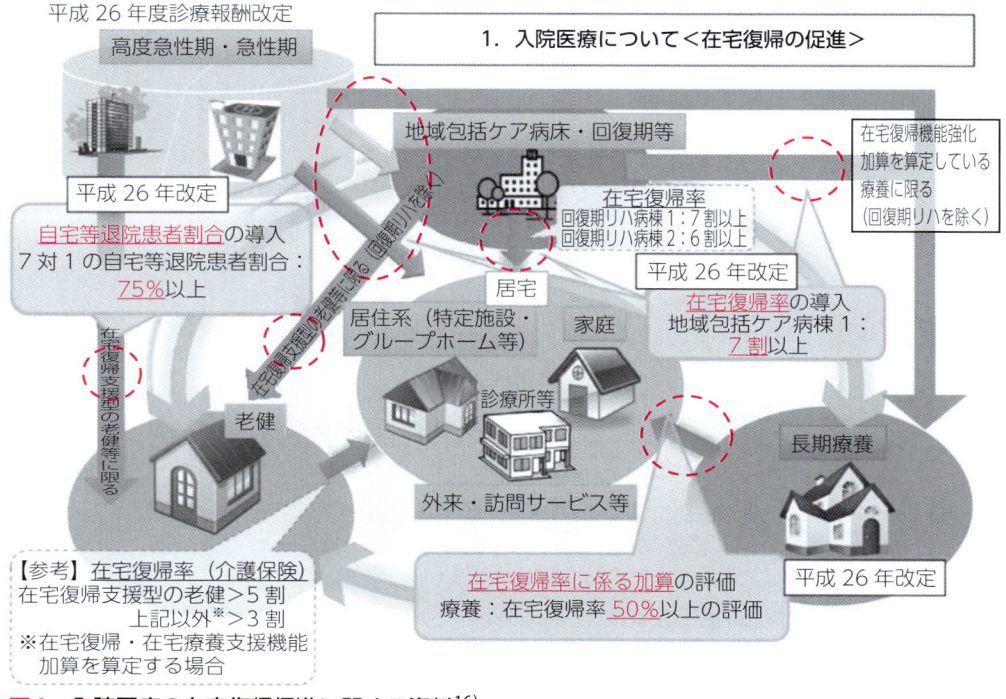

図1　入院医療の在宅復帰促進に関する資料[16]

＜入院医療における在宅復帰要件＞	
高度急性期・急性期	7対1病棟は自宅等退院割合75％以上
回復期	回復期リハビリテーション病棟1は在宅復帰率70％以上
	回復期リハビリテーション病棟2は在宅復帰率60％以上
	地域包括ケア病棟入院料1は在宅復帰率70％以上
慢性期	療養病棟入院基本料を1算定している病棟で在宅復帰機能強化加算10点（1日につき）を算定する病棟は在宅復帰率50％以上

　2012年度介護報酬改定の老人保健施設に続き、2014年度診療報酬改定において全入院機能に在宅復帰の要件が課せられたことから、地域包括ケアシステムにおける医療や介護の在宅シフトがさらに高い次元に突入したと受け止められました。

2. 地域包括ケアシステムを支える地域包括ケア病棟の新設

　日本には急性期機能を持つ病院が圧倒的に多く、一方で急性期後（いわゆる「ポストアキュート」）の患者の受け皿は不足していました。ポストアキュートに対応できる医療機関の不足は、結果として急性期病院の在院日数を増加させます。さらに在院日数の増加は急性期病院のベッドの空きを少なくし、救急患者の受け入れを困難にさせるという悪循環が生じていました。

　回復期リハビリテーション病棟はポストアキュートの機能を有していますが、リハビリテーションに特化しているため入院患者の条件が厳しく、様々な疾患や状況の患者に対応するのが難しい状況でした。

　また、在宅療養患者の増加を受け、在宅療養者の急変時の対応も急務となっていました。従来ではこの役割は急性期病棟が担っていましたが、急性期病棟には連携機能や在宅復帰機能が脆弱という課題がありました。

　以上のような背景から、地域包括ケア病棟が新設され、次の3つが主な機能として設定されたのです。
①急性期後の医療を担う（ポストアキュート）機能
②在宅療養中の患者の急変を受け入れる（サブアキュート）機能
③最大入院期間60日間以内に患者の状態を安定させ、包括的なリハビリテーションを提供し、在宅復帰を目指す機能

　地域包括ケア病棟は、疾患別リハビリテーション料が入院基本料に包括化されており、入院患者への個別リハビリテーションの提供は必須ではありませんでした。すなわち、**患者のADL改善や在宅復帰を実現するために、理学療法士・作業療法士には個別リハビリテーションだけではなく、病棟マネジメントやチーム医療の推進が期待されたといえます。**

　「地域包括ケア病棟」という名称には、サブアキュート、ポストアキュートの対応や在宅支援

という、急性期から在宅までのシームレスな医療の提供を行う地域包括ケアシステムを反映した病棟という意味が込められていました。地域包括ケアシステムにおける重要な病棟として誕生した病棟でしたが、リハビリテーション関係者の間では異なる視点でこの病棟は捉えられていました。

先述した地域包括ケア病棟の3つの役割のうち、「①急性期後の医療を担う（ポストアキュート）機能」と「③最大入院期間60日間以内に患者の状態を安定させ、包括的なリハビリテーションを提供し、在宅復帰を目指す機能」は、これまで回復期リハビリテーション病棟が担っていました。ところが2010年前後になって、全国の回復期リハビリテーション病棟において、廃用症候群や劇的なADLの改善が期待できない低ADLや寝たきりの方へのリハビリテーションの保険請求が認められず、保険請求の返戻・減点が多発するという事態が起きるようになりました。

当時は、リハビリテーションが必要とされる高齢者や回復期リハビリテーション病棟の急増により、リハビリテーション医療の医療費が増加していました。そのため、国や保険者は劇的な改善が期待できない患者のリハビリテーションにかかる費用を抑制したいと考え、その思惑がこのような事態を招いていると受け止められました。つまり、地域包括ケア病棟は回復期リハビリテーション病棟で対応できない内科系廃用症候群、超高齢者、低ADL状態の方を受け入れる病棟として創設された側面もあったのです。

地域包括ケア病棟の入院に関しては疾患の条件がないため、多様な疾患を有する患者を急性期病院・施設・在宅から受け入れることができます。しかし、疾患別リハビリテーション料が入院料に包括化されているため、回復期リハビリテーション病棟のような濃厚なリハビリテーションが提供できません。したがって、**地域包括ケア病棟では、劇的な回復が期待できない低ADL患者、内科系廃用症候群、超高齢者がセラピストのリハビリテーションによって在宅復帰するのではなく、チーム医療・地域連携によって在宅復帰すること**が求められたのでした。

3. 予防リハビリテーションが認められたADL維持向上等体制加算の新設

急性期病棟における予防リハビリテーションに対する評価として、ADL維持向上等体制加算が新設されました。従来の診療報酬体系は、原則的に疾病による症状や後遺症に対する治療行為を評価するものでした。しかし、当該加算は**病棟内での予防行為が診療報酬上で評価され、加算取得の主たる役割を理学療法士や作業療法士が担うという極めて画期的なもの**となりました。

急性期病棟の患者1名につき25点（入院から14日まで）と点数はさほど高くはありませんでしたが、予防リハビリテーションが認められたことはリハビリテーションの在り方に一石を投じるものでした。加算要件は次のとおりです。

＜ADL 維持向上等体制加算要件＞
①当該病棟に専従の理学療法士、作業療法士又は言語聴覚士を 1 名以上の常勤配置を行うこと
②当該保険医療機関において、リハビリテーション医療に関する 3 年以上の臨床経験及びリハビリテーショ
ン医療に係る研修を修了した常勤医師が 1 名以上勤務していること
③当該病棟の直近 1 年間の新規入院患者のうち、65 歳以上の患者が 8 割以上、又は循環器系の疾患、新生
物、消化器系、運動器系または呼吸器系の疾患の患者が 6 割以上であること
④アウトカム評価として、以下のいずれも満たすこと
　ア）直近 1 年間において、当該病棟を退院した患者のうち、入院時よりも退院時に ADL の低下した者の
　　　割合が 3% 未満であること
　イ）当該病棟の入院患者のうち、院内で発生した褥瘡を保有している入院患者の割合が 1.5% 未満である
　　　こと

　この加算を算定するためには、**理学療法士・作業療法士による ADL 低下予防のための病棟マネジメント業務が必須**でした。病棟マネジメントには、病棟スタッフと協力した褥瘡予防のためのポジショニング、車椅子のシーティング、早期離床、排泄支援、家屋調査などが挙げられます。このような病棟マネジメントを通じて、疾患別リハビリテーションの非該当者に対し、入院中の ADL 低下などを予防し早期在宅復帰を促進するための予防リハビリテーションの提供が求められました。

4.　200 床未満の病院と診療所に求められた "かかりつけ機能"

　200 床未満の病院および診療所を対象として「地域包括診療料」が新設されました。この加算の対象患者は、高血圧症、糖尿病、脂質異常症、認知症の 4 疾病のうちふたつ以上を有する患者で、患者 1 人につき月 1 回 1,503 点を算定できます。しかし、診療所に対する算定要件は非常に厳しく、主な算定要件は次のとおりです。

＜「地域包括診療料」診療所の算定要件＞
① 24 時間対応（「時間外対応加算 1」の届出）がされていること
②常勤医師が 3 人以上在籍していること
③在宅療養支援診療所であること

　2014 年当時、これら 3 条件をすべて満たすことができる診療所は非常に少なく、とりわけ②の要件は困難でした。算定が難しいにもかかわらず、この加算が新設された背景には次のようなことがあると考えられます。

　国は地域包括ケアシステムを推進するためには、かかりつけ医は重要と考えています。なぜならば、かかりつけ医と患者の関係性が良好であれば、患者に医療・介護サービスを必要に応じて円滑に提供できるからです。つまり、本加算の新設は 200 床未満の病院や診療所に対して、所在地の地域住民に対する責任ある「かかりつけ医」としての役割（かかりつけ機能）を求めるものでした。

　このことは、**リハビリテーション医療にも大きく影響し、医療保険による外来中心のリハビリテーションだけでなく、在宅復帰支援のための入院医療機関との連携や、介護保険による在**

宅におけるリハビリテーションを行うことが期待されたといえます。

5.　重度者対応が強化された訪問看護ステーションの新設

　訪問看護ステーションは、2000 年の介護保険創設以来、順調に普及が進んでいました。次の目標として重度者に対応できる質の高い訪問看護ステーションの構築が掲げられ、機能強化型訪問看護ステーションが新設されました。要件は次のとおりです。

＜機能強化型訪問看護管理療養費 1 ＞

①常勤看護職員 7 人以上（サテライトに配置している看護職員も含む）
② 24 時間対応体制加算の届出を行っていること
③訪問看護ターミナルケア療養費又はターミナルケア加算の算定数が年に合計 20 回以上
④特掲診療料の施設基準等の別表第 7 ※に該当する利用者が月に 10 人以上
⑤指定訪問看護事業所と居宅介護支援事業所が同一敷地内に設置され、かつ、当該訪問看護事業所の介護
　サービス計画が必要な利用者のうち、当該居宅介護支援事業所により介護サービス計画を作成されている
　者が一定程度以上であること
⑥地域住民等に対する情報提供や相談、人材育成のための研修を実施していることが望ましい

＜機能強化型訪問看護管理療養費 2 ＞

①常勤看護職員 5 人以上（サテライトに配置している看護職員も含む）
② 24 時間対応体制加算の届出を行っていること
③訪問看護ターミナルケア療養費又はターミナルケア加算の算定数が年に合計 15 回以上
④特掲診療料の施設基準等の別表第 7 ※に該当する利用者が月に 7 人以上
⑤指定訪問看護事業所と居宅介護支援事業所が同一敷地内に設置され、かつ、当該訪問看護事業所の介護
　サービス計画が必要な利用者のうち、当該居宅介護支援事業所により介護サービス計画を作成されている
　者が一定程度以上であること
⑥地域住民等に対する情報提供や相談、人材育成のための研修を実施していることが望ましい

※特掲診療料の施設基準等・別表第 7 に掲げる疾病等
末期の悪性腫瘍、多発性硬化症、重症筋無力症、スモン、筋萎縮性側索硬化症、脊髄小脳変性症、ハンチントン病、進行性筋ジストロフィー症、パーキンソン病関連疾患〔進行性核上性麻痺、大脳皮質基底核変性症及びパーキンソン病（ホーエン・ヤールの重症度分類がステージ三以上であって生活機能障害度がⅡ度又はⅢ度のものに限る）〕、多系統萎縮症（線条体黒質変性症、オリーブ橋小脳萎縮症及びシャイ・ドレーガー症候群）、プリオン病、亜急性硬化性全脳炎、ライソゾーム病、副腎白質ジストロフィー、脊髄性筋萎縮症、球脊髄性筋萎縮症、慢性炎症性脱髄性多発神経炎、後天性免疫不全症候群、頸髄損傷、人工呼吸器を使用している状態

　医療の在宅シフトの推進により、軽度者から重度者の在宅療養が一般的になり、様々なニーズに対応できる訪問看護ステーションが必要となりました。新設された機能強化型訪問看護ステーションの要件は明らかに「重症者対応」を求めるものであり、訪問看護ステーションのサービスの質の向上が必要となりました。

　これにより、**訪問看護ステーションに勤める理学療法士・作業療法士は、軽度者や回復期に該当する利用者だけでなく、重度者やターミナル期の利用者に対するリハビリテーションの提供も求められる**ようになったのです。

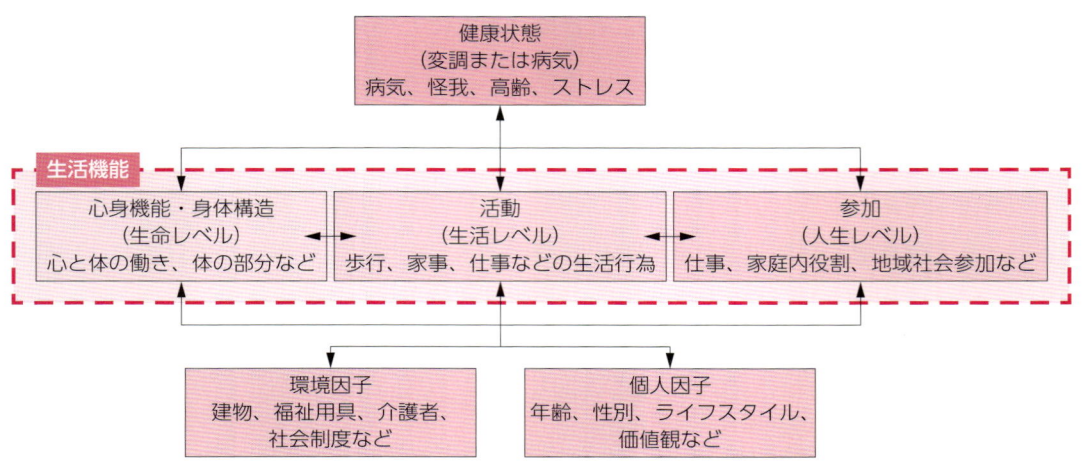

心身機能・身体構造：関節可動域、筋力、視覚、聴力、触覚、循環器、呼吸器など
活動：人の日常生活行為、家事行為、余暇活動など
参加：社会活動の参加全般で、仕事、主婦、自治会活動、サークル活動、ボランティア、市民活動など

図2　生活機能の概念図

活動・参加・自立支援が進む（2015年度介護報酬改定）

Point▶　・理学療法士・作業療法士は、身体機能のリハビリテーションだけでなく、「活動」や「参加」などの生活機能全般を向上させるためのリハビリテーションの実施を求められるようになりました。

　2015年度介護報酬改定は、介護保険におけるリハビリテーションの在り方を強く見直すものでした。それまでの介護報酬改定では、要介護被保険者のリハビリテーションにおける「医療保険から介護保険への移行」という制度変更に力点が置かれており、リハビリテーションのサービスの質に関しては強く問われていませんでした。しかし、2015年度介護報酬改定では、活動・参加を推進した自立支援に関するリハビリテーションサービスが推進されました。**通所リハビリテーションでは「活動」と「参加」に焦点を当てた「生活行為向上リハビリテーション実施加算」や「社会参加支援加算」が設定され、訪問リハビリテーションと通所介護でも「活動」と「参加」に焦点を当てた報酬体系が導入**されたのです[17]。

　ここで「活動」と「参加」について一度整理をしてみます。WHOが2001年に発表した国際生活機能分類（ICF）において、「生活機能」という概念が提唱されました（**図2**）。この生活機能とは「人が生きること」であり、健康とは「生活機能」全体が高い水準にあることとされています。したがって生活機能は、「心身機能・身体構造」と「活動」と「参加」の相互作用によって成り立ちます。これらの各種要素にバランスよく働きかけ、生活機能を向上させることが重要であるとしています。

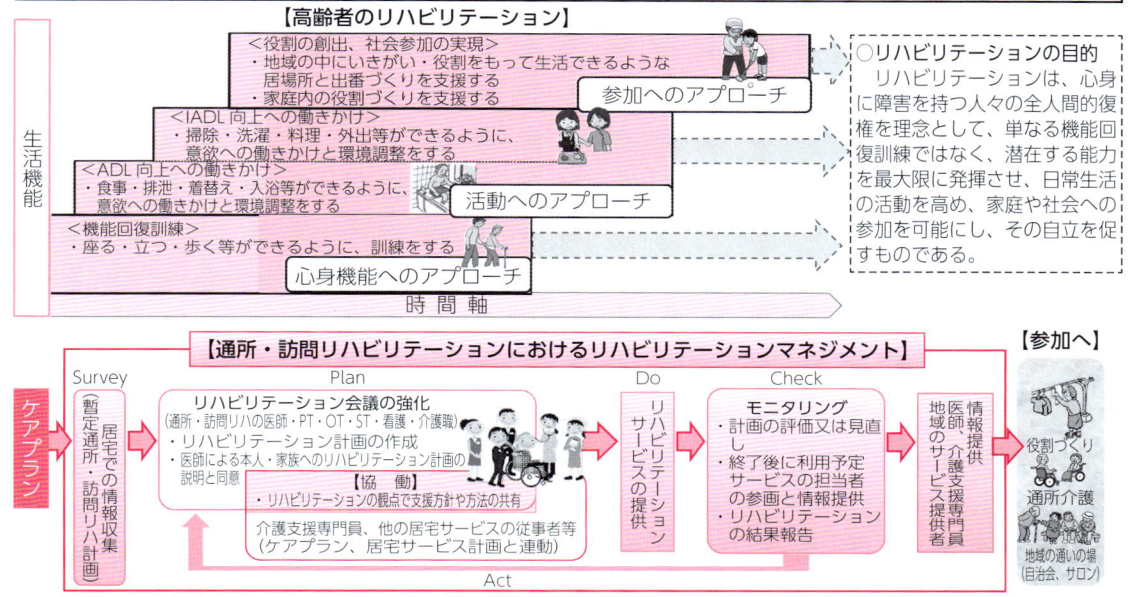

○「心身機能」、「活動」、「参加」の要素にバランスよく働きかける効果的なリハビリテーションの提供を推進するため、そのような理念を明確化するとともに、「活動」と「参加」に焦点を当てた新たな報酬体系の導入や、このような質の高いリハビリテーションの着実な提供を促すためのリハビリテーションマネジメントの充実等を図る。

図3 活動と参加に焦点を当てたリハビリテーションの推進[18]

　「心身機能・身体構造」に働きかけることで、患者の筋力や関節可動域が改善し、歩行能力が獲得されたとしても、「活動」や「参加」が低水準な状態では、引きこもりや廃用症候群が進行するかもしれません。一方で、「心身機能・身体構造」へのリハビリテーションに消極的な人が「活動」や「参加」を促すことで、社会的役割への意欲や興味が向上し、「心身機能・身体構造」へのリハビリテーションの必要性を認識するかもしれません。つまり、**リハビリテーションでは「心身機能・身体構造」、「活動」、「参加」へバランスよく働きかけ、相互作用による効果を得ることが重要**になります（**図3**）[18]。

1. 「活動」と「参加」に焦点を当てたリハビリテーション

　2014年に厚生労働省の諮問会議である「高齢者の地域におけるリハビリの新たな在り方検討会」が開催され、リハビリテーションにおける課題が議論されました。同検討会では、介護保険を用いたリハビリテーションでは「心身機能に偏ったリハビリテーション」が提供されているという指摘がなされました。

　また、同検討会が2015年3月に提出した報告書では、「利用者の多様なニーズにもかかわらず、通所リハビリテーション、訪問リハビリテーションでは、医療におけるリハビリテーションにおいて主に実施されるような、身体機能に偏ったリハビリテーションが実施されがち

である」との指摘に続いて、「これに対し、『活動』や『参加』などの生活機能全般を向上させるためのリハビリテーションの実施度合いが低く、介護におけるリハビリテーションとしてのバランスのとれた構成となっていない」と言及され、現状の介護保険リハビリテーションの改善が強く求められました[19]。

　介護保険制度の基本理念が"自立支援"である以上、リハビリテーションはその理念達成のために存在しなければなりません。また、「リハビリテーション」の意味は全人間的復権であり、人の生活、ひいては人生における Quality Of Life を支援していくものです。「活動」と「参加」に焦点を当てたリハビリテーションが推進されることは、本来のリハビリテーションの役割へ原点回帰することといえます。

2.　介護保険リハビリテーションの新たな役割

　「活動」と「参加」への取り組みが推進されることを受け、介護保険を用いたリハビリテーションでは利用者の生活再建や社会的役割の獲得に関するマネジメントが求められました。

　通所リハビリテーションでは「リハビリテーションマネジメント加算Ⅱ」と「生活行為向上リハビリテーション実施加算」が新設されました[20]。通所リハビリテーションにおける「生活行為向上リハビリテーション実施加算」は、利用者の「活動」と「参加」の獲得を目指すものですが、「リハビリテーションマネジメント加算Ⅱ」の算定が必須となります（**図 4**）。

　「リハビリテーションマネジメント加算」は通所リハビリテーションと訪問リハビリテーションが算定することができ、その目的は文字どおり、「リハビリテーションのマネジメントを評価する」ものです。従来の「リハビリテーションマネジメント加算」は「リハビリテーションマネジメント加算Ⅰ」と、その上位の加算である「リハビリテーションマネジメント加算Ⅱ」とに分類されることとなりました。

　この「リハビリテーションマネジメント加算Ⅱ」の内容は、非常に画期的なものでした。

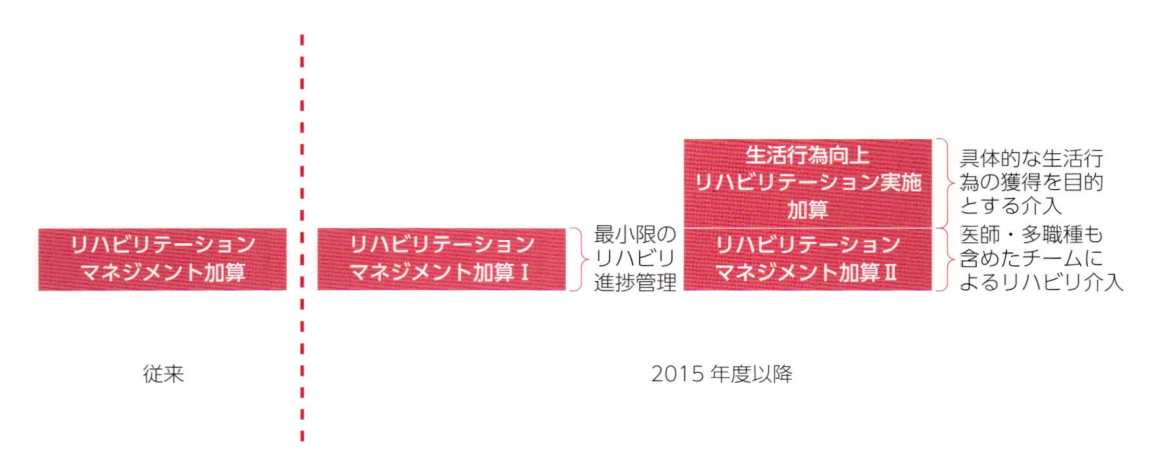

図 4　新設されたリハビリテーションマネジメント加算Ⅱ

> **＜リハビリテーションマネジメント加算（Ⅰ）＞**
>
> 次に掲げる基準のいずれかに適合すること
> ①通所リハビリテーション計画の進捗状況を定期的に評価し、必要に応じて当該計画を見直していること
> ②指定通所リハビリテーション事業所の理学療法士、作業療法士又は言語聴覚士が、介護支援専門員を通じて、指定訪問介護の事業その他の指定居宅サービスに該当する事業に係る従事者に対し、リハビリテーションの観点から、日常生活上の留意点、介護の工夫等の情報を伝達していること
> ③新規に通所リハビリテーション計画を作成した利用者に対して、指定通所リハビリテーション事業所の医師又は医師の指示を受けた理学療法士、作業療法士又は言語聴覚士が当該計画に従い、指定通所リハビリテーションの実施を開始した日から起算して1月以内に、当該利用者の居宅を訪問し、診察、運動機能検査、作業能力検査等を行っていること

（1）介護保険リハビリテーションの在り方を変えるリハビリテーションマネジメント加算Ⅱ

（a）高い介護報酬——開始から6か月以内は1,020単位/月

「リハビリテーションマネジメント加算Ⅰ」は、これまでの「リハビリテーションマネジメント加算」と同じ230単位/月に据え置かれました。しかし、「リハビリテーションマネジメント加算Ⅱ」は、開始日から6か月以内は1,020単位/月、6か月を超えると700単位/月とされ、かなり高い介護報酬が設けられたのです。

また、「リハビリテーションマネジメント加算Ⅱ」は「生活行為向上リハビリテーションマネジメント加算」の算定要件となっており、このふたつの加算を算定することができれば、高い介護報酬による収入が期待できました。

> **＜リハビリテーションマネジメント加算（Ⅱ）＞**
>
> 次に掲げる基準のいずれにも適合すること
> ①**リハビリテーション会議を開催**し、利用者の状況等に関する情報を、会議の構成員である医師、理学療法士、作業療法士、言語聴覚士、居宅介護支援専門員、居宅サービス計画原案に位置づけられた指定居宅サービス等の担当者、その他関係者と共有し、**当該リハビリテーション会議の内容を記録**すること
> ②通所リハビリテーション計画について、**医師が利用者又はその家族に対して説明**し、利用者の同意を得ること
> ③通所リハビリテーション計画の作成に当たって、当該計画の同意を得た日の属する月から起算して6月以内の場合にあっては1月に1回以上、6月を超えた場合にあっては3月に1回以上、リハビリテーション会議を開催し、利用者の状態の変化に応じ、通所リハビリテーション計画を見直していること
> ④指定通所リハビリテーション事業所の理学療法士、作業療法士、言語聴覚士が、介護支援専門員に対し、利用者の有する能力、自立のために必要な支援方法及び日常生活上の留意点に関する情報提供を行うこと
> ⑤以下のいずれかに適合すること
> 　　指定通所リハビリテーション事業所の理学療法士、作業療法士、言語聴覚士が、指定訪問介護の事業その他の指定居宅サービス事業に係る従事者と指定通所リハビリテーションの**利用者の居宅を訪問し、当該従業者に対し、介護の工夫に関する指導及び日常生活上の留意点に関する助言を行うこと**
> 　　指定通所リハビリテーション事業所の理学療法士、作業療法士、言語聴覚士が、指定通所リハビリテーションの**利用者の居宅を訪問し、その家族に対し、介護の工夫に関する指導及び日常生活上の留意点に関する助言を行うこと**
> ⑥①から⑤までに適合することを確認し、記録すること
> 「リハビリテーションマネジメント加算Ⅱ」では、**リハビリテーション会議を算定開始日から6か月以内は毎月1回開催しなければならない**。また、会議の構成員には、理学療法士等のセラピストだけでなく、医師、居宅介護支援専門員や介護保険サービス事業所の関係者が含まれている。この会議では、**利用者の能力や自立支援に関する情報を関係者間で共有し、リハビリテーションの方針や在宅における日常生活上の留意点を決定**しなければならない。また、通所リハビリテーションや訪問リハビリテーションでは、**リハビリテーション計画を医師が利用者やその家族に説明し、同意を得なければならない**。

（b）非常に厳しい算定条件——回復期リハビリテーション病棟と同水準のマネジメントが必要

　しかし、「リハビリテーションマネジメント加算Ⅱ」の算定要件は、「リハビリテーションマネジメント加算Ⅰ」と比較して非常に厳しいものであり、算定のハードルが高いものでした。

　このように要件の厳しいリハビリテーションマネジメント加算Ⅱですが、実は医療保険の回復期リハビリテーション病棟ではこのような取り組みはすでに行われていました。

　同病棟に対しては「医師、看護師、理学療法士、作業療法士、言語聴覚士、社会福祉士などの多職種が共同してリハビリテーション総合実施計画を作成し、これに基づいて行ったリハビリテーションの効果、実施方法などについて共同して評価を行った場合は、リハビリテーション総合計画評価料を算定できる」という規定があり、これに則ったかたちで各患者に月 1 回のケースカンファレンスを開催していました。

　つまり、**通所リハビリテーションや訪問リハビリテーションに対して、回復期リハビリテーション病棟と同水準のマネジメントを求めたもの**といえます。

（c）通所リハビリテーションに生活行為向上リハビリテーション実施加算が導入

　また、通所リハビリテーションでは「生活行為向上リハビリテーション実施加算」が導入されました。これは、3 か月から 6 か月間の集中的なリハビリテーションを提供し、目標とする「活動」あるいは「参加」の獲得を目指すものです。ただし、通所リハビリテーションを 6 か月の期限を過ぎても終了せず、その後も通所リハビリテーションの利用を続ける場合は、所定単位数の 15％が減算されます。すなわち、同加算算定終了後は、通所リハビリテーションの利用を終了する、いわゆる「卒業」が前提とされました。

（d）通所／訪問リハビリテーションに社会参加支援加算が新設

　さらに、通所リハビリテーションと訪問リハビリテーションには「社会参加支援加算」が新設されました。これは、評価対象期間において指定通所リハビリテーションの提供を終了した者（生活行為向上リハビリテーション実施加算を算定した者を除く）のうち、指定通所介護、指定認知症対応型通所介護、通所事業その他社会参加に資する取り組みを実施した者の占める割合が 5％を超えている場合、翌年度に通所リハビリテーションでは 12 単位/日、訪問リハビリテーションでは 17 単位/日が加算されるものでした。この加算も、通所リハビリテーションや訪問リハビリテーションの卒業を促す目的で導入されました。

（e）訪問／通所介護の加算要件にセラピストの訪問とアセスメントが追加

　加えて、訪問介護の生活機能向上連携加算（これまで訪問リハビリテーションに限定）の要件に、通所リハビリテーションのセラピストと自宅を訪問し、セラピストと共同で行ったアセスメント結果に基づき訪問介護の計画を立てることが追加されました。

　さらに通所介護の個別機能訓練加算の要件にも、3 か月に 1 回の自宅訪問とアセスメントが追加されました。

　以上の新設された様々な加算は、**利用者の「活動」と「参加」のアセスメントと自立への働**

きかけを求めるものでした。さらに「活動」と「参加」が獲得され、自立に至った場合は、介護保険サービスを終了することも視野に入れたものでした。

　医療保険を用いた急性期から回復期におけるリハビリテーションは、病室や治療ベッドの上で行う「心身機能」に対する働きかけが中心です。いわゆる医療モデルであり、このモデルでは「心身機能」が改善すれば、「活動」と「参加」も自動的に改善すると考える傾向があります。しかし、在宅療養の高齢者は、家族などの介護者に依存した生活になっていることや心身機能に自信がないことで、趣味や地域の活動に参加していない方が多くおられます。

　2015年度の介護報酬改定では、「リハビリテーションサービスは利用者の生活再建や社会的役割の獲得に関するマネジメントへの取り組みを行うべき」ことが示されました。つまり、理学療法士・作業療法士にはリハビリテーション室で行う治療だけでなく、在宅や地域においても積極的に利用者に関わり、利用者の生活の再建や社会的役割の獲得を支援することも求められるようになったのです。

（2）短時間の治療で心身機能を改善させるスキルが必要となった

　「心身機能」、「活動」、「参加」に対してバランスよく働きかける効果的なリハビリテーションが導入されたことにより、理学療法士・作業療法士はこの3要素を有機的に統合させていく役割が求められるようになります。

　「心身機能」を改善するには、患者の個別性とエビデンスに基づく集中的な治療的介入が必要になります。慢性疾患を持つ患者は、定期的な医師の診察と治療を通じて「心身機能」を最善の状態に保つことが重要です。同様に、リハビリテーションにより「心身機能」を最善の状態に保つことは、利用者の「活動」・「参加」を保証するうえでも重要といえます。

　しかし、「活動」、「参加」への働きかけに費やす時間が多くなれば、必然的に「心身機能」に関わる時間が短くなってしまいます。つまり、理学療法士・作業療法士は、短時間の治療で心身機能を改善させるスキルが求められる状況になったのです。すなわち、これらのセラピストにとっては、

① 「心身機能・身体構造」のスペシャリスト

② 「活動」・「参加」をコンサルティングできるジェネラリスト

のふたつの役割の取得が課題といえます。

医療の在宅シフトが進む（2016 年度診療報酬改定）

Point ▶ ・理学療法士・作業療法士は、退院支援のための ADL 状況把握、予後予測、在宅の状況に合わせた福祉用具の提案、介護事業所との連携などに積極的に関わることが求められるようになりました。

　2016 年度診療報酬改定では以下が導入され、医療の在宅シフトがさらに推進されました[21]。

①急性期病棟や療養病棟に対しては在宅復帰を評価する「退院支援加算」

②回復期リハビリテーション病棟に対しては、リハビリテーションの効果が低い場合に 7 単位以上の疾患別リハビリテーション料を入院基本料に包括化

③入院医療における認知症対応の推進

1．急性期病棟と療養病棟の在宅復帰を評価する「退院支援加算」

　従来の退院調整加算が格上げされ、「退院支援加算」という名称に変更されました。退院支援加算の目的は「在宅復帰困難者の在宅復帰支援を円滑に行うために、地域の介護事業者等との連携を図る」ことです。退院支援は急性期病棟と療養病棟の大きな課題であり、今後、老老介護、認知症患者、低所得者の増加により退院困難な患者は増加してゆくことから、本加算が新設されました。算定要件は次のとおりです。

＜退院支援加算 1 ＞

イ　一般病棟入院基本料等の場合　　600 点（退院時 1 回）
ロ　療養病棟入院基本料等の場合　1,200 点（退院時 1 回）

［算定要件］
1）患者が安心・納得して退院し、早期に住み慣れた地域で療養や生活を継続できるように、入院早期より退院困難な要因を有する者を抽出し、適切な退院先に適切な時期に退院できるよう、退院支援計画を立案し、当該計画に基づき退院した場合に算定する。対象患者は、現行の退院調整加算の対象者に加え、連携する保険医療機関からの転院であって、転院前の保険医療機関において当該加算を算定した者（1 度の転院に限る）。
2）現行の退院調整加算における退院調整に加え、以下の支援を行っていること。
①当該保険医療機関の退院支援職員が、他の保険医療機関や介護サービス事業所等に出向くなどして担当者と面会し、転院・退院体制に関する情報の共有等を行う。
②各病棟に専任で配置された退院支援職員が、病棟で原則として入院後 3 日以内に新規入院患者の把握及び退院困難な要因を有している患者の抽出を行う。
③退院困難な要因を有する患者について、原則として入院後 7 日以内（療養病棟等については 14 日以内）に患者及び家族と病状や退院後の生活も含めた話し合いを行う。
④入院後 7 日以内に、病棟の看護師及び病棟に専任の退院支援職員並びに退院調整部門の看護師及び社会福祉士が共同してカンファレンスを行った上で退院調整に当たること。なお、カンファレンスに当たっては、必要に応じてその他の関係職種が参加すること。

<**＜退院支援加算2＞**

［施設基準］
現行の退院調整加算の施設基準に加え、以下の基準を満たしていること。
1）退院支援・地域連携業務に専従する看護師又は社会福祉士が、当該加算の算定対象となっている各病棟に専任で配置されていること。ただし、退院支援業務について、最大2病棟まで併任することが可能。
2）20以上の保険医療機関又は介護サービス事業所等と転院・退院体制についてあらかじめ協議し、連携を図っていること。
3）連携している保険医療機関又は介護サービス事業所等の職員と当該保険医療機関の退院支援・地域連携職員が、3回/年以上の頻度で面会し、転院・退院体制について情報の共有等を行っていること。
4）当該保険医療機関における介護支援連携指導料の算定回数が、当該加算の算定対象病床100床当たり年間15回以上（療養病棟等については10回以上）であること。
5）病棟の廊下等の見やすい場所に、患者及び家族から分かりやすいように、病棟に専任の退院支援職員及びその担当業務を掲示していること。

　退院支援加算では、①20か所以上の医療機関や介護事業所と連携していること、②その職員と年に3回以上の定期的な面会を実施していること、かつ、③退院支援に関する専従者が配置されていることが求められます。地域包括ケアシステムにおける医療の在宅シフトを進めるためには、急性期病棟・療養病棟からの在宅復帰が重要です。退院支援加算は、退院支援には急性期病棟と療養病棟や介護事業所との連携が「当たり前」の時代であることを示唆していました。

　また、本加算の人員要件は看護師や社会福祉士となっていましたが、**退院支援にはADL状況の把握、予後予測、在宅の状況に合わせた福祉用具の提案、介護事業所との連携などに理学療法士・作業療法士の関わりが必須といえます。つまり、退院支援加算は看護部門や地域連携室のみが関わる加算ではなく、理学療法士・作業療法士の専門性も必要とされる加算**だったのです。

2.　リハビリテーションの効果の低い回復期リハビリテーション病棟への逆風

　リハビリテーションの効果に関わる実績が一定水準以下の場合は、7単位以上が入院料に包括される仕組みが導入されました。この「一定水準以下」（**図5**）とは、「各患者の入棟時から退院時までに増加したFunctional Independence Measure（FIM）運動項目の総得点を、各患者の在棟期間を算定日数上限で除した数の総和で除した数値が、27未満であった場合」と定義されました。

　7単位以上が包括化されるとなると、疾患別リハビリテーション料は激減するため、回復期リハビリテーション病棟を有する医療機関の経営へのダメージは大きくなります。そこで、リハビリテーションの効果に関わる実績を一定以上にするためには、次のふたつの要素を高めていく必要があります。
①FIM運動項目の得点を上げるために、質の高い理学療法・作業療法・言語聴覚療法・看護ケアを実践する。

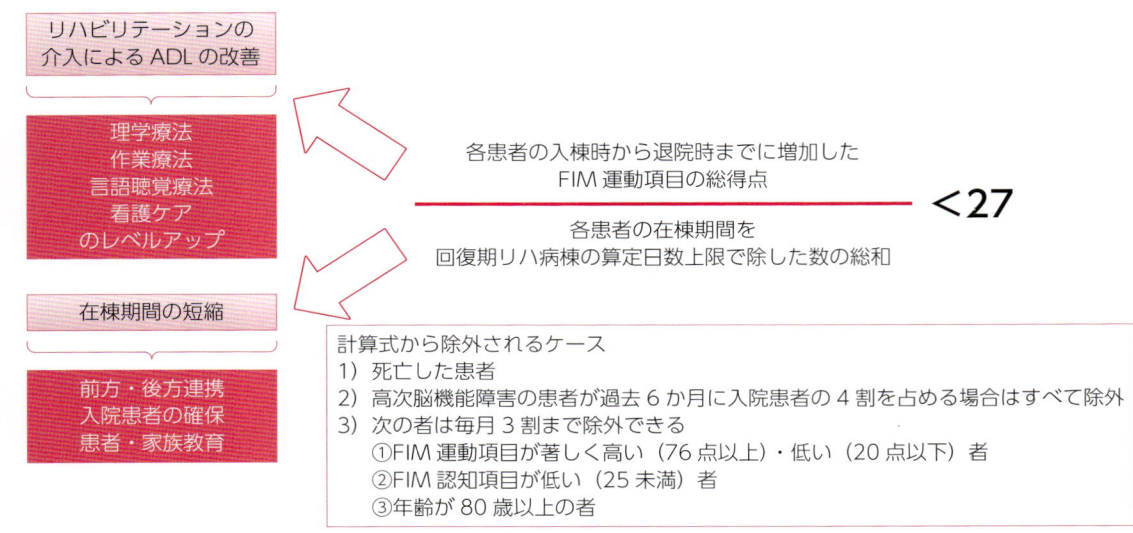

図 5　回復期リハビリテーション病棟の効果に関わる実績が一定水準以下の定義と対応策

②在棟日数を短縮するために、退院調整に係る前方・後方連携、患者・家族教育の取り組みを強化する（ただし、在棟日数が短くなると、病棟稼働率が低下するため新規入院患者の確保も重要となります）。

また、効果判定に活用する FIM を用いた計算式からは、以下の者が毎月 3 割まで除外できると規定されています。

①FIM 運動項目が著しく高い（76 点以上）・低い（20 点以下）者

②FIM 認知項目が低い（25 未満）者

③年齢が 80 歳以上の者

これらの①から③に該当する患者像は、"ADL の大きな回復が難しい者" です。したがって、これらの患者が多く入院する回復期リハビリテーション病院は、「効果的な FIM の獲得」が困難となり、7 単位以上が入院料に包括化される可能性が高くなります。

計算式では「1 から 3 までの者は 3 割まで除外してよいが、3 割以上は除外しない」ことになっています。つまり、いい換えれば、1 から 3 が 3 割以上を占める回復期リハビリテーション病棟は、「回復期リハビリテーションを提供する病棟に適さない患者群が多い病棟」と解釈することができます。

2016 年度診療報酬改定は、回復期リハビリテーション病棟と地域包括ケア病棟の役割を改めて明確にしたものでした。

> **＜回復期リハビリテーション病棟と地域包括ケア病棟の役割＞**
>
> 回復期リハビリテーション病棟：リハビリテーションの効果が出やすい患者を受け入れ、そのうえで ADL の回復を短期間で達成する
>
> 地域包括ケア病棟や療養病棟：リハビリテーションの効果が乏しい患者を受け入れ、在宅復帰を目指す

3. 入院医療における認知症対応の推進

　日本では認知症を患う人が急速に増加しています。認知症患者は 2025 年には 700 万人を超えると推計され、これは 65 歳以上の高齢者のうち、5 人に 1 人が認知症に罹患する計算となります。病院に入院してくる高齢者も同様に認知症を有する人が増えてきており、医療現場での大きな課題になっています。

　認知症の症状により治療が円滑に進まず、在院日数延長や退院困難などの問題が顕在化しました。そのため、入院医療における認知症対応が重要となり、認知症ケア加算が新設されました。算定要件は次のとおりです。

＜認知症ケア算定可能病棟＞

　一般病棟入院基本料、療養病棟入院基本料、結核病棟入院基本料、特定機能病院入院基本料（精神病棟除く）、専門病院入院基本料、障害者施設等入院基本料、救命救急入院料、特定集中治療室管理料、ハイケアユニット入院医療管理料、脳卒中ケアユニット入院医療管理料、特殊疾患入院医療管理料、回復期リハビリテーション病棟入院料、地域包括ケア病棟入院料、特殊疾患病棟入院料、特定一般病棟入院料
〔算定要件〕
1）対象患者は、「認知症高齢者の日常生活自立度判定基準」におけるランクⅢ以上に該当する者
2）身体的拘束を実施した日は、所定点数の 100 分の 60 に相当する点数により算定

＜認知症ケア加算＞

1）病棟において、チームと連携して、認知症症状の悪化を予防し、身体疾患の治療を円滑に受けられるよう環境調整やコミュニケーションの方法等について看護計画を作成し、計画に基づいて実施し、その評価を定期的に行う
2）看護計画作成の段階から、退院後に必要な支援について、患者家族を含めて検討する
3）チームは、以下の内容を実施する
　①週 1 回程度カンファレンスを実施し、各病棟を巡回して病棟における認知症ケアの実施状況を把握するとともに患者家族及び病棟職員に対し助言等を行う
　②当該保険医療機関の職員を対象として、認知症患者のケアに関する研修を定期的に開催する

＜認知症ケア加算 2 ＞

病棟において、認知症症状の悪化を予防し、身体疾患の治療を円滑に受けられるよう環境調整やコミュニケーションの方法等について看護計画を作成し、計画に基づいて実施し、その評価を定期的に行う

　認知症ケアの加算に当たっては、「認知症症状の悪化を予防し、身体疾患の治療を円滑に受けられるよう環境調整やコミュニケーションの方法等について看護計画を作成し、計画に基づいて実施し、その評価を定期的に行う」ことになっています。このなかで、**環境調整やコミュニケーションに関しては理学療法士・作業療法士も大いに関与できるところであり、認知症ケアチームの一員として活躍することが期待できます。**

地域包括ケアシステムと理学療法士・作業療法士の在り方

　国の老人保健健康増進等事業により創設された「地域包括ケア研究会」が、2008 年に"地

域包括ケアシステム”を提唱しました[22]。地域包括ケアシステムとは、「ニーズに応じた住宅が提供されることを基本とした上で、生活上の安全・安心・健康を確保するために、医療や介護のみならず、福祉サービスを含めた様々な生活支援サービスが日常生活の場（日常生活圏域）で適切に提供できるような地域での体制」と定義されています（**図 6**）[23]。また、地域包括ケアシステムは、“自助・互助・共助・公助”の概念も推進しています[24]。それぞれの概念は次のとおりです。

＜“自助・互助・共助・公助”の概念＞

自助：住み慣れた地域で暮らすために、自身で健康増進、栄養管理、病院受診などを行い、自発的に生活課題を解決すること
互助：家族、友人、近隣住民同士が助け合い、それぞれが抱える生活課題を、お互いが解決し合うこと。NPO 団体、ボランティア活動なども含むものである
共助：制度化された相互扶助のこと。現在の年金制度、医療保険、介護保険が該当する
公助：自助・互助・共助でも支えることができない問題に対して、国の公的制度を用いて対応すること。生活保護、虐待問題などが該当する

　地域包括ケアシステムでは、自助・互助・共助・公助がそれぞれ関与し合うことで、質の高い生活が継続できることを目指しています。特に自助と互助は、日本の医療・介護・福祉制度やヘルスケアにおいて普及が乏しい概念です。国が地域包括ケアシステムを推進する一番の理由は、「社会保障費の低減化」です。

　2025 年以降、75 歳以上の後期高齢者が急増することが人口推計より明らかになっています（**図 7**）[25]。人は 75 歳を過ぎると医療や介護の対応が必要な状況になりやすく、後期高齢者の約 4 分の 1 は要介護認定を受けているため、2025 年以降に社会保障費は深刻な増大をきたすと考えられています。そのため、国は自助と互助の概念を日本社会に定着させることで、社会保障費の圧縮を図りたいと考えているのです。

　地域包括ケアシステムは日本の超高齢化対策の切り札であり、従来の日本におけるヘルスケ

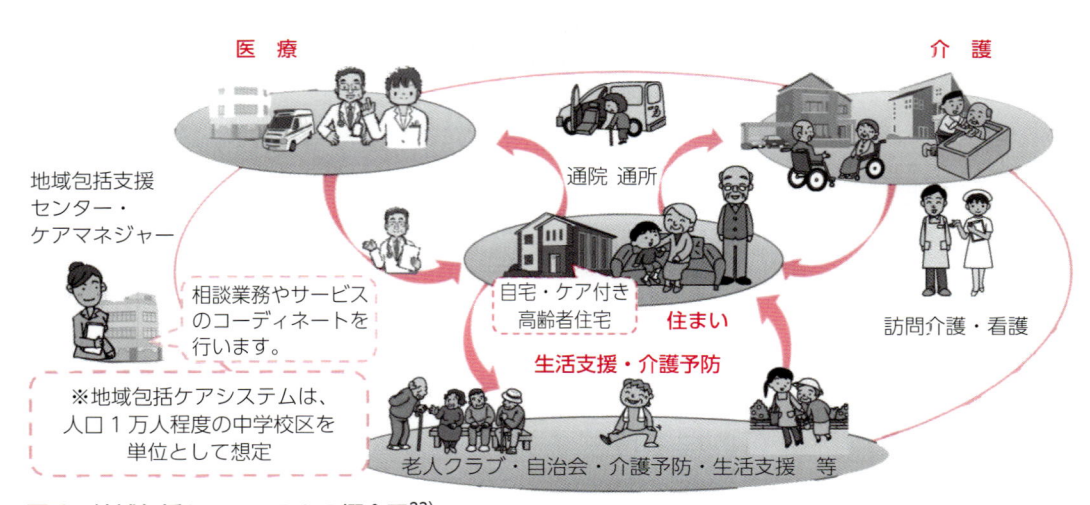

図 6　地域包括ケアシステムの概念図[23]

日本の人口ピラミッドの変化

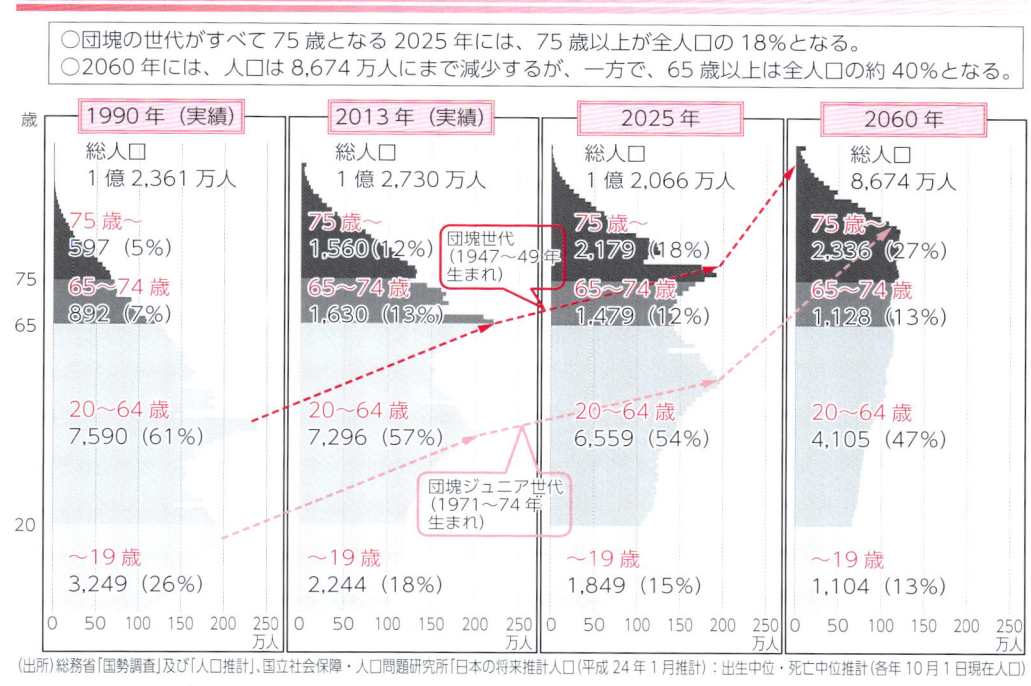

○団塊の世代がすべて75歳となる2025年には、75歳以上が全人口の18%となる。
○2060年には、人口は8,674万人にまで減少するが、一方で、65歳以上は全人口の約40%となる。

（出所）総務省「国勢調査」及び「人口推計」、国立社会保障・人口問題研究所「日本の将来推計人口（平成24年1月推計）：出生中位・死亡中位推計（各年10月1日現在人口）

図7 人口推計[25]

アシステムの在り方を変える試みです。昨今のあらゆる医療・介護・福祉政策は、地域包括ケアシステムを根幹にしているため、地域包括ケアシステムの理解なしに、理学療法士・作業療法士のキャリア・デザインを考えることは困難です。したがって、**地域包括ケアシステムの理解は、これからの時代を生きる理学療法士・作業療法士にとっては極めて重要**なことなのです。

　この項では、地域包括ケアシステムとリハビリテーションおよび理学療法士・作業療法士のキャリア・デザインとの関係について解説をします。

　先述したとおり、地域包括ケアシステムは、住まい・医療・介護・予防・生活支援の組み合わせにより、要介護者などの生活を支援するものです。したがって、**地域包括ケアシステムにおける住まい・医療・介護・予防・生活支援の在り方を考えることで、これからの理学療法士・作業療法士の働き方のヒントを得る**ことができるのです。

1. 地域包括ケアシステムにおける住まいの役割

　地域包括ケアシステムでは、次のふたつが基本的な要素と説明されています。
①高齢者のプライバシーと尊厳が十分に守られた「住まい」が提供されていること
②その住まいに安定した日常生活を送るための「生活支援・福祉サービス」が存在すること

　つまり、**地域包括ケアシステムの根幹は高齢者が安心して生活を営める住まいが基盤であ**

り、この住まいの確保なくして地域包括ケアシステムは成り立たないのです。

　地域包括ケアシステムでは「住宅」ではなく、「住まい」が必要であると表現されていることに注目しましょう。「住宅」とは人が住む建物というハードを意味しますが、「住まい」には、建物という意味だけでなく、暮らしや生活という意味も含まれます。つまり、地域包括ケアシステムには、「住宅」というハードではなく、そこに暮らしや生活の機能を持つソフトが付随した「住まい」が必要だと指摘しているのです。

　2000年前後までは、急性期病棟から自宅へ戻れない高齢者は、療養病棟、老人保健施設、特別養護老人ホームなどに移り、そこで長期間にわたり医療・介護サービスを受けることが一般的でした。しかし、地域包括ケアシステムでは、重症度に関係なく個人宅・有料老人ホーム・サービス付き高齢者向け住宅において、在宅生活を継続していくことを目標としています。したがって、この目標を達成するためには、在宅サービスの質の向上が重要なのです。

　在宅生活の限界点を引き上げるために、2012年度介護報酬改定において、「24時間対応定期巡回・随時対応型訪問介護看護」が導入されました[26]。このサービスは、1日複数回の定期的な訪問と緊急時の24時間対応を行うサービスです。従来の訪問介護、訪問診療、訪問リハビリテーションに加え、24時間対応定期巡回・随時対応型訪問介護看護の導入や、民間資本を利用したサービス付き高齢者向け住宅を推進する一連の施策は、まさに、地域包括ケアシステムの目的である「住まい機能の強化」と「在宅生活の限界点向上」を目的としたものでした。

　また、地域包括ケアシステムにおいて、グループホーム、有料老人ホーム、特別養護老人ホームは、大きな役割を担うことになります。

<各施設の役割>

グループホーム：急増する認知症を有する高齢者に住まいと認知症ケアを提供する役割を担う
介護付き有料老人ホーム：医療と介護の連携を緊密にし、軽度から重度の利用者に対応する役割を担う
特別養護老人ホーム：2015年度介護報酬改定により、入居対象者が原則要介護度3以上の高齢者と定められた[27]。低ADLや寝たきり高齢者のケアに特化した役割を担う

2. 地域包括ケアシステムの「住まい」から考える理学療法士・作業療法士の在り方

　現在、「住まい」における理学療法士・作業療法士の活動は、介護保険制度を用いた「訪問リハビリテーション」「訪問看護」などの介護保険サービスの枠組みで行われています。ただし、最近では高齢者住宅を運営する企業に所属し、介護保険外サービスの形式でサービスを提供する理学療法士・作業療法士も増えてきています。ここでは、理学療法士・作業療法士が「住まい」の機能を高めていくために必要な視点について解説します。

（1）健康上の問題に対する対策や介入

　在宅生活が困難となる最大の理由は、健康上の問題です。持病の悪化、新たな病気の発症、

加齢による虚弱化が起因となり、医療機関への入院や逝去が在宅生活中断の主たる原因です[28)]。したがって、高齢者が長期間にわたり生活を継続していくためには、**健康上の問題に対する対策や介入が重要であり、理学療法士・作業療法士は、自らが提供するリハビリテーションサービスだけでなく、医師、看護師、介護士、家族などと連携し、疾病再発、転倒、摂食嚥下、呼吸循環器機能の低下に対する介入が求められます。**

（2）住宅環境調整

また、在宅にて自立した生活を行うためには、疾患管理や心身機能の向上に加え、住環境調整が重要です。具体的には**住宅改修、福祉用具の知識、家屋の調整、介護の指導、多職種連携などの総合的な能力**が必要です。

（3）廃用症候群の予防

さらに、在宅生活では「廃用症候群」の予防が重要です。在宅生活をしている高齢者は家庭内や社会における役割を失いやすく、日常生活での活動性が低下しやすいものです。そのため、全身の筋量が低下する「サルコペニア」、ADL 能力・移動能力の低下が著明になる「フレイル」などを引き起こしやすいのです。**サルコペニアやフレイルの進行は寝たきりを誘発し、深刻な廃用症候群を生じます。よって、「サルコペニア」「フレイル」「廃用症候群」の予防に対するリハビリテーションの知識や技術が必要**とされます。

以上をまとめると、**高齢者や要介護者の在宅生活の質を向上させるためには、医療機関のなかで提供しているような急性期や回復期向けの理学療法・作業療法だけでなく、疾患管理、住環境調整、予防リハビリテーションの視点が欠かせない**ことがおわかりいただけると思います。

3. 地域包括ケアシステムにおける医療の役割

高齢化の急速な進行と平均寿命の延長のため、様々な疾患や訴えを持つ高齢者が増加しており、高度で複雑な対応が医療提供側に求められています。また、日本の社会保障費の抑制政策のため、効率的で効果的な医療の提供も必要とされています。つまり、**「複雑な症例に対し効率的で効果的な医療を提供する」**という、一見すると二律背反なことを成立させなければならないのが、地域包括ケアシステムにおける医療の役割といえます。

（1）医療の在宅シフトにより医療費を削減する

在宅にて健やかにかつ安心して生活を継続していくためには、在宅医療を担当するかかりつけ医師と地域の入院機能を持つ医療機関の役割分担や連携が重要です。地域包括ケアシステムでは、可能な限り住み慣れた地域のなかで生活を継続することを目標としていることから、医療機関への入院は必要最小限とし、在宅生活ができる状態になれば速やかに退院することが求められています。特に日本の急性期医療は先進国のなかでも在院日数が長くなっており、医療

費を引き上げる要因になっているとも指摘されています。そのため、在院日数の短縮は、財政面においても喫緊の課題なのです。

　複数の疾患や複雑な生活背景を持つ高齢者の急性期医療は、疾患のみを対象として治療するだけでは限界があります。そのため、**急性期病院における円滑な退院や在院日数短縮のためには、疾患の治療に終始するのではなく、高齢者個人の病態や患者の生活などを総合的に考慮した治療やリハビリテーションが必要**となります。また、高齢者にとって生活の場に復帰することが要介護状態の予防につながり、総じて社会保障費の軽減にも寄与すると考えられるのです。

　これを実現するためには、かかりつけ医、在宅療養者に随時対応する入院機能、病院・在宅・介護の連携機能の強化が重要であり、様々な政策が推進されています。

（2）機能別に病床数を調整して在宅シフトを進める

　2025 年に向けて各医療機能の役割の強化と連携を推進するために、2014 年に「地域における医療及び介護の総合的な確保を推進するための関係法律の整備等に関する法律案」の可決に伴い医療法が改正され、様々な制度改革が行われています。そのなかでも「病床機能報告制度」と「地域医療構想（ビジョン）」は、医療の在り方を大きく変える制度です。

　「病床機能報告制度」は、入院機能を持つ医療機関が「高度急性期」、「急性期」、「回復期」、「慢性期」の 4 つの病床機能のなかから自院の現状および今後の方向性を選択し、都道府県に報告するものでした[29]。その病床機能報告制度から得られた情報を基に、都道府県は医療需要から推計される機能別の必要病床数を予測し、将来的に必要となる病床数にコントロールすることが「地域医療構想（ビジョン）」[30]です。

　地域包括ケアシステムでは、病院から在宅へのシフトを目指しています。しかし、日本には急性期病院が多い一方、急性期後（ポストアキュート）の医療や在宅医療を担う医療機関が少ないのが現状で、地域包括ケアを進めるうえで大きな障壁となっていました。

　また、日本は人口減少が進んでいる地域も多く、人口減少地域では将来的に病床が過剰となることが予想されています。過剰病床は入院医療の必要性の低い患者の入院を生み、医療費を押し上げかねないことから、地域の人口動態に応じた病床数の調整が必要でした。

　これらの問題を解決する政策が「地域医療構想（ビジョン）」であり、国の管轄で機能別に病床をコントロールすることで、医療の在宅シフトを実現させようとするものなのです。

（3）医療・介護・看取りの幅広い分野で在宅シフトが進む

　地域包括ケアシステムの考えは、近年の診療報酬改定に強く影響を与えています。2014 年度診療報酬改定では、急性期病床・回復期病床・療養型病床に対する在宅復帰要件が設置され、医療の在宅シフトが強化されました。

　また現在、急性期で 7：1、10：1 入院基本料を算定する病棟や回復期リハビリテーション病棟、地域包括ケア病棟、療養病棟では、「重症度、医療・看護必要度」や「医療区分」による入院患者の要件を厳格化し、入院患者の重度化を進めています。

つまり、国は「入院医療は優先的に重度者に対応し、在宅医療は軽度者に対応する」ことで、医療費の効率化を図りたいと考えているのです。

また、200床未満の病院や診療所の在宅医療を強化するために、2014年度診療報酬改定では「地域包括診療料」・「地域包括診療加算」が新設されました。

> ＜地域包括診療加算の算定要件＞
> 1）対象患者は、高血圧、糖尿病、脂質異常、認知症の4つの病気のうちふたつ以上ある者
> 2）患者の健康管理を行うこと
> 3）患者が通っている医療機関や服薬内容を把握すること
> 4）介護保険に対応できること
> 5）在宅医療に対応できること、など

この加算により、主治医機能を高め、医療や介護と幅広い分野に対応することが中小病院や診療所の役割であると示されました。

さらに、在宅の重度者対応や看取りを推進するために、2012年度診療報酬改定では、在宅医療を行っている医療機関の常勤医師数や看取り件数を評価する加算、2014年度診療報酬改定では、訪問看護ステーションの常勤看護師数、重症患者や難病患者への対応、看取り件数などを評価する加算が新設されました。

重度者の在宅療養が推進されていることに加え、日本では高齢者の増加により死亡者数が非常に多い多死社会を迎えています。2025年以降は団塊の世代の方々が亡くなる時代となり、急速に死亡数が増加するため、看取りのための病院のベッド数は不足することが予想されています。

政府の推計では2030年には2010年と比較して約40万人死亡者数が増加し、看取り先の確保が困難になると予想されているのです（**図8**)[31]。「地域医療構想（ビジョン）」によって、病床数は減少することはあっても増加することはありません。したがって、自宅や多様な施設などの住み慣れた場所で、看取りを行っていく必要性が高まっています。

4. 地域包括ケアシステムの「医療」から考える理学療法士・作業療法士の在り方

（1）退院後の在宅復帰支援

2025年に向けて、ますます医療の在宅シフトが進んでいきます。そのため、入院医療に携わる理学療法士・作業療法士には在宅復帰に関する知識と技術が必須となります。基本動作や応用的動作能力の回復に対する理学療法・作業療法はもちろんのこと、住環境の調整、患者や家族への教育、関係職種との連携など多様な能力が必要です。

（2）在宅の重度者支援

また、在宅療養者の重度化も進んでいくため、在宅医療に関わる理学療法士・作業療法士には重度者対応が求められます。褥瘡予防、摂食嚥下、栄養、車椅子シーティング、呼吸循環器への対応、多職種連携、看取りに関する能力が必要です。

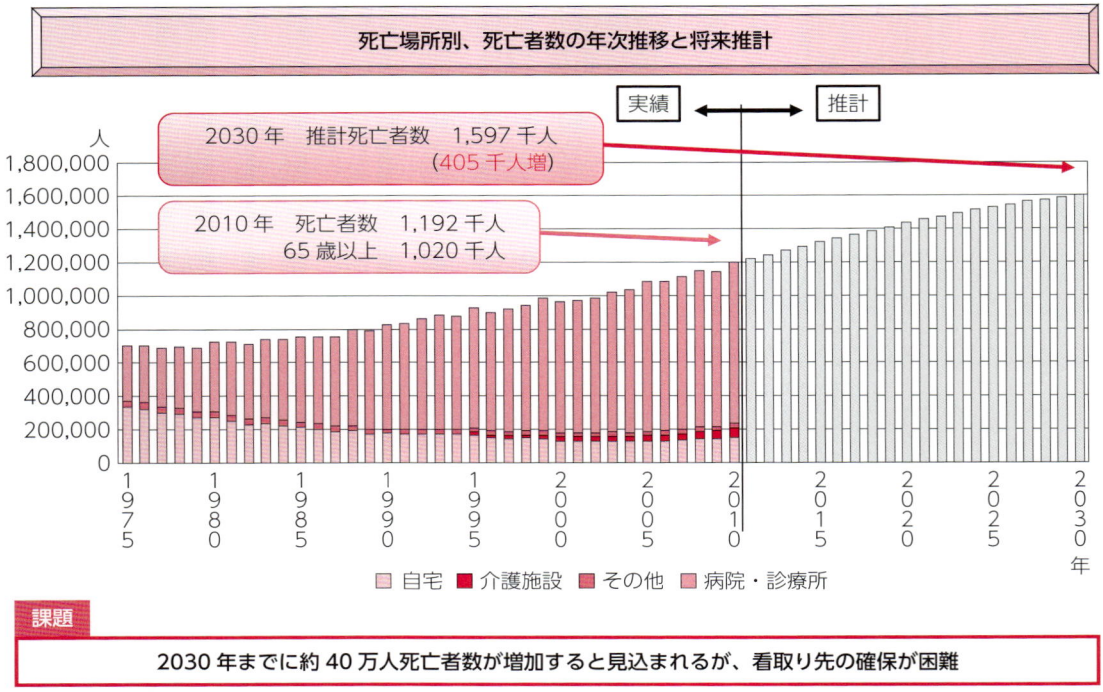

図 8　看取り場所の不足[31]

（3）介護保険を用いた地域密着型の生活支援

　200 床未満の病院や診療所には、地域に住む高齢者の健康管理から介護保険サービスの対応が求められています。中小病院や診療所に勤務する理学療法士・作業療法士には、医療保険を用いた疾患別リハビリテーションだけでなく、介護保険を用いた訪問リハビリテーションや通所リハビリテーションを通じて地域密着型の生活支援が求められます。

　現在、地域医療構想（ビジョン）や診療報酬改定により、全国各地の医療機関の病床機能の変更や病床削減が行われています。そのため、現在、理学療法士や作業療法士が勤務する医療機関の機能が、大きく変更される可能性があるのです。

　例えば、ある日突然、病院長より「回復期リハビリテーション病棟を閉鎖するので、みなさんの仕事を訪問リハビリテーションに業務変更します」といわれる可能性があるということです。したがって、これからの時代においては、**医療機関に勤務する理学療法士・作業療法士には勤務先の環境変化に対応する能力が必要**となるのです。

5.　地域包括ケアシステムにおける介護の役割

　質の高い在宅生活を継続するためには、利用者の状況に適した介護保険サービスが重要とな

ります。利用者のニーズは多様であることから、個別に配慮された介護保険サービスが適時提供されることが、質の高い在宅生活には必要です。介護保険制度開始の 2000 年以降、介護保険事業所と介護保険サービスの種類は順調に増加しましたが、地域包括ケアシステムの構築のためには介護保険サービスの量だけではなく、質が必要不可欠です。

　地域包括ケアシステムにおける介護保険を用いた在宅系サービスでは、**「自立支援」「重症対応」「24 時間対応」「認知症対応」** が重視されています。

（1）自立支援

　介護保険は要介護状態になっても、本人の有する能力に応じ自立した日常生活を居宅において送ることができること、いわゆる「自立支援」を目指したものです。

　しかし、介護報酬は重度者になればなるほど、介護費用が増加する仕組みであり、要介護度の改善を評価する仕組みにはなっていません。多くの介護保険の利用者は、年々、要介護状態を悪化させていることから介護保険費用は増大の一途を辿っています。また、現在、要支援や要介護 1・2 の認定者数が急増しており、軽度者の自立支援は深刻な課題となっています。

　そのため、2015 年度介護報酬改定では、通所リハビリテーションや訪問リハビリテーションにおいて、利用者の「心身機能」の改善だけでなく、「活動」と「参加」への取り組みを評価する加算が新設されました。また、通所介護でも ADL 改善の取り組みを評価する加算が設けられました。これらの加算は、**理学療法士や作業療法士が、利用者やその家族だけでなく主治医、訪問ヘルパー、介護支援専門員などと連携し、利用者の生活範囲拡大や社会的役割の取得を推進するものでした。**

（2）重症対応

　地域包括ケアシステムではすべての入院機能に在宅復帰の取り組みが求められ、医療の在宅シフトが強く推進されています。そのため、現在、重度者の在宅療養が一般的になり、介護保険の在宅系サービスにおいても重症対応が必要とされています。介護報酬においても訪問看護ステーション、通所リハビリテーション、通所介護では、重度者やターミナル期の利用者への対応を評価する加算が設けられています。

（3）24 時間対応

　また、2012 年からは、定期巡回・随時対応型訪問介護看護という、24 時間 365 日にわたり在宅生活を支援する制度が導入されました。これは、1 日複数回の「短時間の定期巡回訪問」と、利用者からの連絡により 24 時間随時の対応・訪問を行う「随時訪問・随時対応」を組み合わせたサービスです。

（4）認知症対応

　さらに、急増する認知症高齢者への対応として、通所リハビリテーションでは認知症リハビリテーション、通所介護では認知症ケアに関する加算が設けられています。

　施設系サービスが必要な認知症高齢者も増加していることから、老人保健施設での認知症対応を評価する加算が新設されました。また認知症以外の病気などにより、自宅での生活が困難

な認知症高齢者が共同生活するグループホームも増加しています。

(5) 在宅復帰

2012 年度からは老人保健施設の在宅復帰機能の強化が図られており、老人保健施設は本来の役割である在宅復帰施設としての原点回帰が求められています。

特別養護老人ホームでは、2015 年度の介護保険法改正により、入所条件をこれまでの「要介護 1 以上」から「要介護 3 以上」に限定されました。これは、重度でありながら自宅待機を余儀なくされている人への利用機会を増やすことを目的にしたものでした。

(6) 重症対応

さらに老人保健施設では、医療的な処置をした場合の費用は、老人保健施設が全額負担しなければなりませんでしたが、2012 年より肺炎、尿路感染症、帯状疱疹への医療的な処置に関しては、介護報酬にて評価されることになり、老人保健施設の重度対応が強化されました[32]。

6. 地域包括ケアシステムの「介護」から考える理学療法士・作業療法士の在り方

入院医療の在院日数短縮や入院条件の厳格化により、疾患や障がいを有していても在宅で生活している高齢者が増加しています。在宅生活をしている高齢者にとって介護保険サービスは生活の質を担保するうえで非常に重要なものであり、理学療法士・作業療法士の役割は非常に大きいといえます。

在宅の高齢者は大別すると要支援・要介護 1・2 の軽度者と要介護 3・4・5 の重度者に分かれ、それぞれに必要となるサービスは異なります。

(1) 軽度者の自立支援

要支援・要介護 1・2 の軽度者に対しては、自立支援が重要です。通所リハビリテーションや訪問リハビリテーションでは、今後、ますます活動と参加の獲得を通じた自立支援が評価されていくでしょう。理学療法士・作業療法士の個別リハビリテーションの提供ではなく、利用者の活動や参加の改善が評価され、利用者や家族だけでなく関係者と連携した介入が、理学療法士・作業療法士に強く求められます。

(2) 重度者の QOL 向上支援

要介護 3・4・5 の重度者に対しては、心身機能の向上だけでなく、疾患管理、介護者教育、住環境調整、多職種連携などに積極的に関わり、利用者の生活の質の向上を図らなければなりません。さらに今後、在宅で終末期を迎える高齢者も急増していくことから、理学療法士・作業療法士には終末期リハビリテーションの能力が必須です。

地域包括ケアシステムはリハビリテーション分野において、医療保険と介護保険の役割を明確にしたといえます。

> **＜医療保険リハビリテーションと介護保険リハビリテーションの役割＞**
> 医療保険：「疾患を可能な限り正常に治す」「後遺症を可能な限り改善する」という役割
> 介護保険：「心身機能の維持・向上のみならず生活の質の向上」「社会的役割の再取得」「重度者のQOL向上」「終末期の対応」という役割

　今後、介護保険を利用する高齢者が増加することを考えると、介護保険分野で働く理学療法士・作業療法士の責務は重大です。

7.　地域包括ケアシステムにおける生活支援・介護予防の役割

　高齢者や要介護者が住み慣れた地域で生活を継続していくためには、住まい、医療、介護以外に、日常生活を支援する生活支援サービスと虚弱化を防ぐ介護予防が重要です。地域包括ケアシステムでは、生活支援や介護予防の視点を取り入れることで、高齢者の継続的な在宅生活を実現しようとしています。

　現在、高齢者が高齢者を介護する老々介護の世帯や一人で生活している単身世帯が増加しており、日常生活の支援を必要とする高齢者が増えています。また、介護保険だけでは在宅で生活をする高齢者の多様なニーズに対応することは困難です。したがって、地域包括ケアシステムでは介護保険で対応できないサービスや介護保険支給限度額を超えた場合に、利用者の自己負担により市場からサービスを購入することを推進しています。

　生活支援や介護予防では、自らの生活や健康増進に必要なサービスを市場から購入するという自助や住民・ボランティアによる生活支援などを行う互助という考え方が重要です。自助と互助の考え方が日本社会に浸透することで、社会保障費の圧縮も期待されます。

（1）自助　自らの生活や健康増進に必要なサービスを市場から購入する

　現在、市場では自助を推進する様々な民間サービスが生まれています。保険会社による民間介護保険、フィットネスクラブによる高齢者向け健康増進サービス、タクシー会社による買物困難者支援、IT企業による見守りサービス、食品会社によるお弁当宅配サービス、運動の専門家による介護予防を目的とした運動指導サービス、ハウスクリーニング会社による掃除などの生活支援サービス、市販薬を用いた健康管理などの自助サービスが開発され、市場で販売されています。

（2）互助　住民やボランティアによる生活支援などを行う

　また、互助を推進する住民やボランティア主体のサービスが先進的な地域では行われています。全国の市区町村では2017年4月までに「介護予防・日常生活支援総合事業」が開始されます。

　この事業では、介護保険の要支援者の「訪問介護」と「通所介護」のサービスが市区町村の「介護予防・生活支援サービス事業」に移行します。そして、市区町村は、自分たちの環境に応じたサービスをつくることが可能になります。サービスの提供者は、介護サービスの業者だ

けではなく、NPO法人やボランティアなども可能であり、サービスの価格も市区町村が決められるようになります。

　この事業ではNPO法人やボランティアによる掃除、洗濯、食事の提供などのサービス、住民やボランティアによる見守りや体操教室などが可能となります。

　生活支援・介護予防に関する民間サービスや市区町村サービスは未成熟な状態であり、日本社会の大きな課題ですが、その潜在的な市場は計り知れません。共助と公助が中心であった社会保障制度だけでは、地域包括ケアシステムは完成しないのです。**今後は、自助と互助を取り入れた制度がさらに加速していくと推察され、理学療法士・作業療法士が関与できる新しい市場が多く生まれる**と考えられます。

8.　地域包括ケアシステムの「生活支援・介護予防」から考える理学療法士・作業療法士の在り方

　今後は、理学療法士・作業療法士が自助と互助のサービスの開発や販売に関わっていくことが予想されます。理学療法士・作業療法士が開発や販売に関わることができる自助サービスは数限りなく存在します。心身機能向上のための運動指導サービス、就労支援のための福祉機器開発、企業への検診サービス、疾患予防や健康増進のためのアプリケーションの開発などは、すでに理学療法士・作業療法士によって開発・販売されているサービスです。

　また、市区町村による互助サービスにおいても、NPO法人やボランティアへのアドバイザーなどの立場で関与することができます。こちらもすでに、自治会主体の体操教室や買物困難者への支援などに理学療法士・作業療法士が関わっている事例が存在します。

　現在、全体の9割を超える理学療法士・作業療法士が医療機関と介護事業所に勤め、医療保険・介護保険を用いたサービスを提供しています。そのため、理学療法士・作業療法士が主体となった自助と互助のサービスは最も遅れている分野であり、今後、多くの理学療法士・作業療法士の参入が期待されます。

理学療法士・作業療法士のロールモデルの変遷とこれからの働き方

　いつの時代においても、環境変化とともに理学療法士・作業療法士に求められる役割は変化してきました。どのような職業であっても環境変化に適応しなければ、職業として生き残っていくことはできません。当然、これからの時代に働く理学療法士・作業療法士も同様であり、地域包括ケアシステムや社会情勢の変化を敏感に感じながら、自身の働き方を柔軟に変えていく能力の獲得が重要課題であるといえます。

　理学療法士・作業療法士の働き方を考えるうえでも、各時代を的確に理解し、これからの

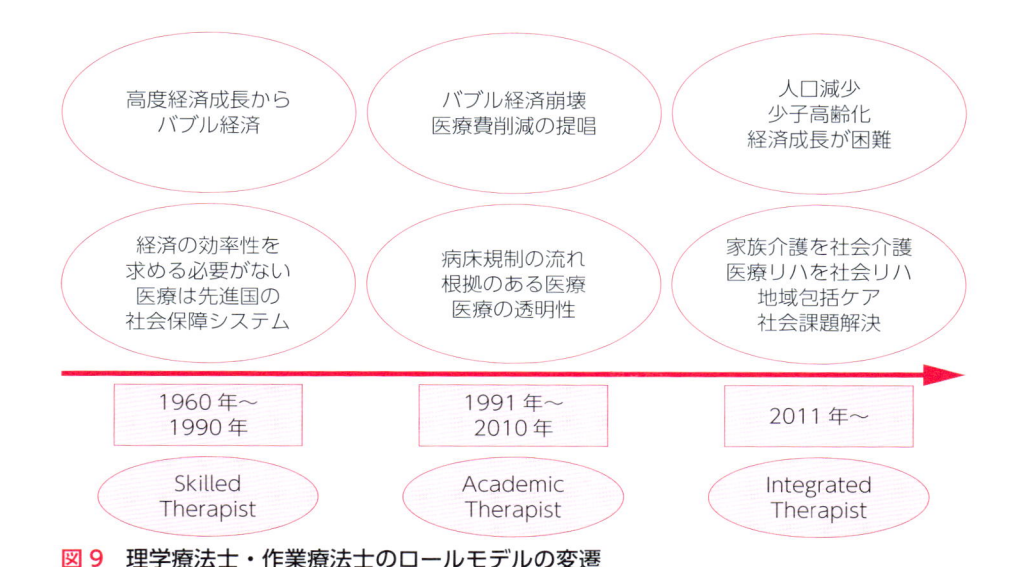

図9　理学療法士・作業療法士のロールモデルの変遷

ロールモデルとはどういったものかを認識することが重要です。ロールモデルとは、行動や考え方の模範となる人物を示すのですが、どの時代においても理学療法士・作業療法士のロールモデルは存在していました（**図9**）。

1.　1960〜1990年　技術に熟練したセラピスト（Skilled Therapist）

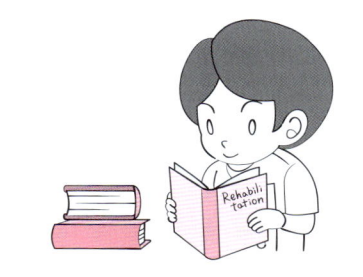

　1961年に国民皆保険制度が開始され、1965年には『理学療法士・作業療法士法』が施行されました。当時、日本は高度経済成長期を迎えており、国の財政基盤は安定しつつありました。さらに1980年代後半から1990年代前半までは空前の好景気となり、日本経済はさらに強さを増しました。

　また1960年から1990年の間、世界では東西冷戦時代を迎えて資本主義と共産主義の思想が社会のなかで対立し、そのため、日本政府は社会保障制度を充実させ、共産主義思想に対する対抗策を取っていました[33]。つまり、1960年から1990年は経済成長による財政基盤の安定化と、東西冷戦を受けた政治的背景により社会保障制度が充実した期間でした。

　つまり、1960年から1990年の間の医療制度は安定した財政基盤に支えられて、理学療法士・作業療法士が提供するリハビリテーションのアウトカムや効率性を求められることはなかったのです。

　また、1965年に理学療法士・作業療法士法が発足したことを受けて、理学療法士・作業療法士養成教育が開始されました。日本では理学療法、作業療法、リハビリテーションに関する

教材やそれを教える専門的な教員が乏しかったことから、当初の理学療法士・作業療法士の養成課程では海外の教材や外国人講師や医師により教育が行われました。

　理学療法士・作業療法士の数が非常に少なかったこの時期においては、海外から輸入された知識や技術を学ぶことが多く、純粋に海外から輸入された知識や技術を模倣することのできるセラピストが求められたと考えられます。

　1960 年から 1990 年の 30 年間はリハビリテーションのアウトカムが求められない社会的背景もあり、**純粋に技術のみを追求することができた時代**でした。したがって、**技術に熟練したセラピスト（Skilled Therapist）**が、この時代の理学療法士・作業療法士のロールモデルだったいえます。

2. 1991〜2010 年　科学的根拠に基づく理学療法・作業療法を実践できるセラピスト（Academic Therapist）

　1991 年に空前の好景気を導いたバブル景気経済が崩壊し、2010 年までの後に"失われた 20 年間"と呼ばれる経済低成長期に突入しました。さらに、この 20 年間では少子高齢化問題が顕在化し、その対策が進んだ時期でした。そのため、手厚かった社会保障制度にメスが入り、年金制度改革や医療費削減に関する政策が実施されました。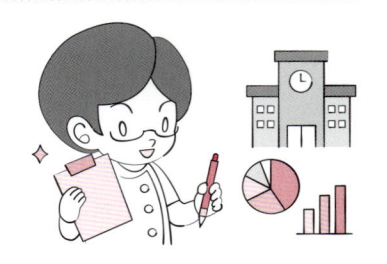

　1990 年代以降は医療法改正ごとに病床機能は強化され、病床ごとに役割が定められました。さらに 1990 年代初頭に先進国において「エビデンスに基づく医療（Evidence-Based Medicine：EBM）」が提唱され、経験主義的な医療に代わる新しい医療のフレームワークとして急速に普及しました。

　このような背景から、1990 年から 2010 年の 20 年間は、**根拠のある医療を通じて効率のよい医療を提供することが医療従事者に求められた**といえます。

　また、この 20 年間においては、理学療法士・作業療法士の養成校が急増し、そのため各学校は学生募集のマーケティングのために、EBM を実践し学術に強い教員の雇用や EBM に関する教育をアピールする養成校も多々存在していました。そして、同期間は理学療法士・作業療法士が大学院に進学し、研究活動を通じて自身の専門性を確立することが一般的なことになった時期でもありました。

　以上のような背景から、1990 年から 2010 年の 20 年間は**科学的根拠に基づく理学療法・作業療法を実践できるセラピスト（Academic Therapist）**が理学療法士・作業療法士のロールモデルであったと考えられます。

3. 2011 年〜 組織・社会の課題解決に役立てる統合型のセラピスト（Integrated Therapist）

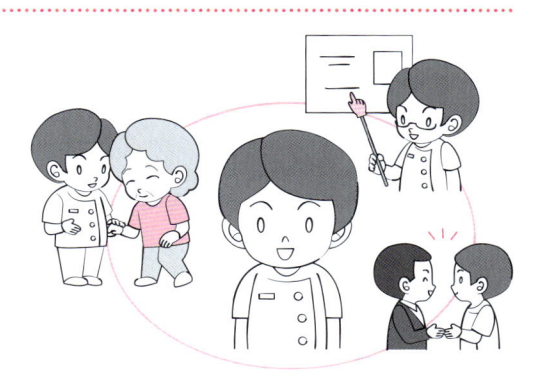

2011 年以降、日本においては経済の低迷、人口減少社会、少子高齢化の加速は深刻さを増しており、社会保障制度のみならず、国民の健康に関する意識改革までも必要とされています。深刻化する諸問題への対応の切り札として登場したのが、外ならぬ地域包括ケアシステムです。

地域包括ケアシステムは、住まい・医療・介護・生活支援・介護予防の役割分担を行い、さらに自助と互助の考えを国民に浸透させ、社会保障費の低減化と質の高い社会保障サービスを実現しようとするものです。

医療・介護においては、「在院日数短縮」「在宅復帰促進」「多職種連携」「重度化対応」「自立支援」、生活支援・介護予防では「自費サービス開発」「市区町村との連携業務」などが求められます。したがって、**地域包括ケアシステムが推進される時代においては、患者や利用者に対する理学療法や作業療法の個別リハビリテーションだけでなく、組織や地域の課題を解決する能力、多職種連携、活動と参加の介入、介護や看護領域の知識と技術、事業立案と実践などの非常に多岐にわたる役割が理学療法士・作業療法士には求められています。**

前時代には Skilled Therapist と Academic Therapist がロールモデルでしたが、地域包括ケアシステムが推進されるこれからの時代では、**組織や社会の課題解決に役立てる統合型のセラピスト（Integrated Therapist）**が新たなロールモデルであるといえます。

1965 年から 50 年以上の変遷を経て、理学療法士・作業療法士は新たなステージに突入しています。過去 50 年で培ってきた熟練した技や科学的根拠に基づく理論を、今後は組織や社会の課題解決に役立てていく役割が求められているのです。未曾有の超高齢化社会を迎える日本にあって、理学療法士・作業療法士の働き方が社会資本として重要であることはいうまでもないでしょう。

4. 理学療法士・作業療法士の過剰供給問題

日本経済新聞の連載「医出づる国」に、「"削りしろ"探せ」という記事（2015 年 9 月 17 日）が掲載されました[34]。この記事では、歯科医師の過剰供給問題に併せて、増え続ける理学療法士について言及されました。さらに「理学療法士養成校が乱立していること」、「年間 1 万人の理学療法士が誕生していること」、「病院に求職者が殺到していること」の内容に続き、「日常生活に支障がない、老化に伴う骨の変形に対し、長期間リハビリをするような弊害も指

摘される」と言及されました。

　さらに、2016 年 4 月 4 日の日本経済新聞では「過剰なリハビリ削減」という見出しの記事が掲載されました[35]。この記事は、効果の低い回復期リハビリテーション病棟について言及したものでした。記事は、2016 年度診療報酬改定で行われた「効果の低い回復期リハビリテーション病棟の 7 単位以上の単位数の入院基本料への包括化」についても記載していました。

　日本経済新聞は、経済的視点から政府や財界の動向を取材し、様々な分野がどのように日本経済に影響するかを論じる傾向が強いメディアです。つまり、日本経済新聞に「理学療法士の過剰供給」や「過剰なリハビリテーションサービス」という記事が掲載されたことは、**理学療法士や作業療法士の将来性や今後のリハビリテーションサービスに対する強い警鐘が鳴らされた**といえます。

　また、大阪府にて制定されている大阪府保健医療計画には各保健医療従事者の状況が記載されています。そこには「理学療法士・作業療法士・言語聴覚士の需給と供給のバランスが満たされている状況にある」と明記されていました。

　さらに、2016 年 4 月 22 日より厚生労働省にて理学療法士・作業療法士需給分科会が創設され、将来の理学療法士・作業療法士の需給に関する議論が始まりました。その後、全国の医療機関などに対して理学療法士・作業療法士の現在と未来の雇用について調査が行われました。

　毎年、理学療法士は 12,000 人以上（**図 10**）[36]、作業療法士は 4,000 人以上（**図 11**）[37]誕生しています。言語聴覚士も毎年 1,500 人以上誕生しており、理学療法士・作業療法士・言語聴覚士を合わせると毎年 2 万人近くが誕生していることになります。

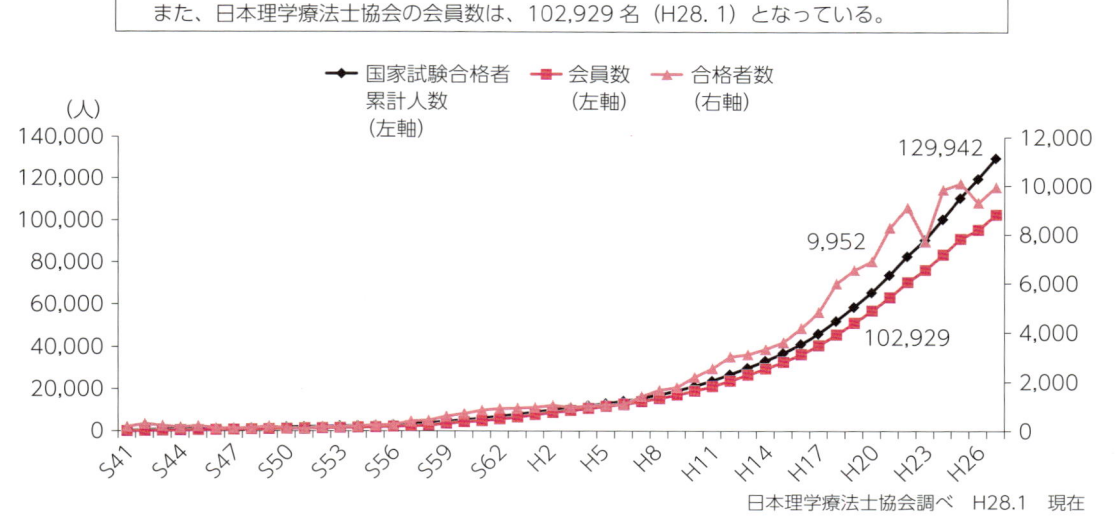

> 理学療法士数は、129,942 名（H28. 1）となり、現在では年間約 1 万人増加している。
> また、日本理学療法士協会の会員数は、102,929 名（H28. 1）となっている。

日本理学療法士協会調べ　H28.1　現在

図 10　理学療法士数の変遷[36]

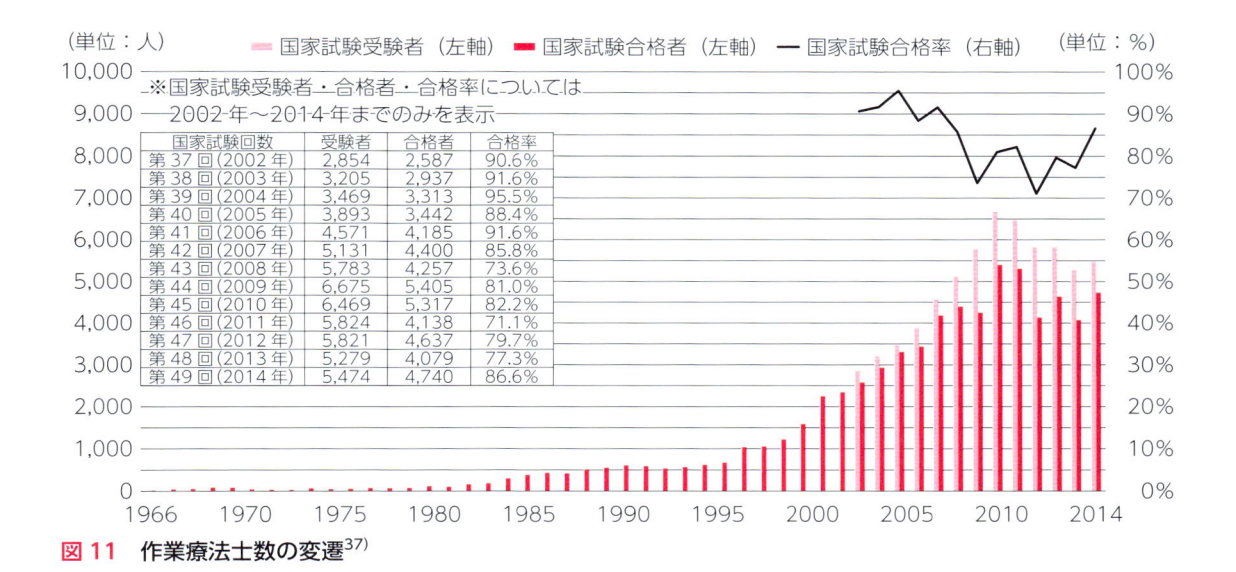

（単位：人）　　国家試験受験者（左軸）　国家試験合格者（左軸）　国家試験合格率（右軸）　（単位：％）

※国家試験受験者・合格者・合格率については2002年〜2014年までのみを表示

国家試験回数	受験者	合格者	合格率
第 37 回（2002 年）	2,854	2,587	90.6%
第 38 回（2003 年）	3,205	2,937	91.6%
第 39 回（2004 年）	3,469	3,313	95.5%
第 40 回（2005 年）	3,893	3,442	88.4%
第 41 回（2006 年）	4,571	4,185	91.6%
第 42 回（2007 年）	5,131	4,400	85.8%
第 43 回（2008 年）	5,783	4,257	73.6%
第 44 回（2009 年）	6,675	5,405	81.0%
第 45 回（2010 年）	6,469	5,317	82.2%
第 46 回（2011 年）	5,824	4,138	71.1%
第 47 回（2012 年）	5,821	4,637	79.7%
第 48 回（2013 年）	5,279	4,079	77.3%
第 49 回（2014 年）	5,474	4,740	86.6%

図 11　作業療法士数の変遷[37)]

　2000 年以降の理学療法士・作業療法士の急激な増加は、近い将来において様々な問題を引き起こすことが懸念されています。

①リハビリテーションサービス関連の社会保障費の増大

②理学療法士・作業療法士の有効求人倍率の低下に伴う雇用機会の減少

③理学療法士、作業療法士、言語聴覚士の雇用機会の奪い合い

　特に、3 つ目の**雇用機会の奪い合いは今後大きな問題になる**と考えられます。理学療法士・作業療法士・言語聴覚士の資格は、名称独占ではあっても業務独占ではないのです。すなわち、各職種がお互いの専門領域を超えて業務することは可能です。よって、理学療法士が、生活関連動作や摂食嚥下障害への治療を行うことや、作業療法士が歩行訓練、失語症リハビリテーションを行うことで、各職種の領域を奪い、結果として雇用機会が減少していく可能性が高いのです。

　理学療法士・作業療法士が雇用の優位性を獲得するために、自身の専門性を高めることや、他領域の技術に取り組むことは当然のことです。したがって、**理学療法士・作業療法士の雇用が厳しくなるにつれて、理学療法士と作業療法士の業界は真の実力社会になっていく**ものと考えられます。

5．過剰供給でセラピストが勝ち残れる働き方

　加えて、高齢者が減少に転じる 2040 年以降の理学療法士・作業療法士の働き方も大きな課題です。現在の理学療法士・作業療法士などのリハビリテーション関連職種の顧客は高齢者が占めています。そのため、理学療法士・作業療法士は高齢者を対象にしたリハビリテーション技術を中心に習得しています。しかし、**2040 年以降は、高齢者が減少しますので高齢者向け**

のリハビリテーション技術の提供だけでは、**理学療法士や作業療法士の仕事は目減りしていく**と考えられます。

　また、2040 年に向けてテクノロジーは著しく発展していきます。現在でも歩行支援ロボット、情報技術を用いた遠隔リハビリテーション支援技術、動作分析アプリ、小型の超音波装置などがリハビリテーションの現場で応用されつつあります。2040 年には、理学療法士、作業療法士の介入よりもリハビリテーションの効果が優れているロボットや評価機器が開発されていることでしょう。

　読者のなかには 2040 年以降も働いている方は多いと思います。そのような人にとって、**2040 年以降の環境が大きく変化した時代においても、勝ち残れる働き方を考えることは非常に重要**です。高齢者が減少し、テクノロジーが進展する未来においては、新しい分野の開拓、テクノロジーとの融合、テクノロジーに負けない技術の提供が重要です。例えば、再生医療への取り組み、人工知能やロボットの開発者や実践者、小さい関節や複雑な ADL の治療、海外へのリハビリテーション技術の輸出などは未来のセラピストにとって重要な技術となり、労働市場における大きな武器になるでしょう。

　高齢者が増加する社会と高齢者が減少していく社会では求められる技術は変化します。したがって、**理学療法士・作業療法士は時代変化に応じた技術の習得がますます重要**となることでしょう。

参考文献

1) 医療構造改革の目指すもの. 厚生労働白書 平成 19 年版. 厚生労働省. 2007, p4.
2) 笠井史人, 水間正澄. 特集, リハビリテーション医学の現状と展望. リハ医療システムと今後 回復期リハ. *昭和学士会雑誌*. 2014, 74 (4)：378.
3) 高齢者リハビリテーション研究会. 高齢者リハビリテーションのあるべき方向. 厚生労働省. 2004, p5-56.
4) 平成 18 年度診療報酬改定の概要について. 厚生労働省. 2006, p14.
5) 平成 18 年度診療報酬改定の概要について. 厚生労働省. 2006, p14-15.
6) 阿部文彦. リハビリ難民急増. 読売新聞, 朝刊. 2006-12-3.
7) 中央社会保険医療協議会. 平成 20 年度診療報酬改定における主要改定項目について. 厚生労働省. 2008, p50-51.
8) 中央社会保険医療協議会. 平成 20 年度診療報酬改定における主要改定項目について. 厚生労働省. 2008, p25.
9) 社会保障審議会. 平成 21 年度介護報酬改定の概要. 厚生労働省. 2009, p17-19.
10) 電子政府の総合窓口　e-Gov. 総務省.
　　http://law.e-gov.go.jp/htmldata/H09/H09H0123.html, (参照 2016-12-28).
11) 厚生労働省老健局. 平成 23 年度介護保険法改正について (介護サービスの基盤強化のための介護保険法等の一部を改正する法律). 厚生労働省. 2011, p2.
12) 厚生労働省保険局医務課. 平成 24 年度診療報酬改定の概要. 厚生労働省. 2012, p76-108.
13) 社会保障審議会. 平成 24 年度介護報酬改定の概要. 厚生労働省. 2012, p8-34.
14) 社会保障審議会. リハビリ・軽度者 (予防給付) について. 厚生労働省. 2011, p10.
15) 厚生労働省保険局医療課. 平成 26 年度診療報酬改定の概要. 厚生労働省. 2014, p10-70.
16) 厚生労働省保険局医療課. 平成 26 年度診療報酬改定の概要. 厚生労働省. 2014, p11.
17) 平成 27 年度介護報酬改定の骨子. 厚生労働省. 2015, p2-10.
18) 高齢者の地域におけるリハビリテーションの新たな在り方検討会. 高齢者の地域におけるリハビリテーションの新たな在り方検討会　報告書. 厚生労働省. 2015, p1-23.

19）平成 27 年度介護報酬改定の骨子．厚生労働省．2015，p8.

20）厚生労働省老健局．リハビリテーションマネジメント加算等に関する基本的な考え方並びにリハビリテーション計画書等の事務処理手順及び様式例の提示について．厚生労働省．2015，p1-26.

21）厚生労働省保険局医療課．平成 28 年度診療報酬改定の概要．厚生労働省．2016，p2-93.

22）厚生労働省老健局．地域包括ケア研究会報告書：今後の検討のための論点整理．厚生労働省．2008，p6.

23）"地域包括ケアシステム"．
http://www.mhlw.go.jp/seisakunitsuite/bunya/hukushi_kaigo/kaigo_koureisha/chiiki-houkatsu/dl/link1-4.pdf.（参照 2016-12-26）.

24）厚生労働省老健局．地域包括ケア研究会報告書：今後の検討のための論点整理．厚生労働省．2008，p6.

25）"日本の人口ピラミッドの変化"．厚生労働省．
http://www.mhlw.go.jp/seisakunitsuite/bunya/hokabunya/shakaihoshou/dl/08.pdf,（参照 2016-12-26）.

26）社会保障審議会．平成 24 年度介護報酬改定の概要．厚生労働省．2012，p24.

27）地域における医療及び介護の総合的な確保を推進するための関係法律の整備等に関する法律案の概要．厚生労働省．2014，p12.

28）公益社団法人全国有料老人ホーム協会．平成 25 年度有料老人ホーム・サービス付き高齢者向け住宅に関する実態調査研究事業報告書．公益社団法人全国有料老人ホーム協会．2014，p50-51.

29）厚生労働省医政局総務課．病床機能情報の報告・提供の具体的なあり方に関する検討会の議論の整理．厚生労働省．2014，p3-4.

30）厚生労働省医政局地域医療計画課．地域医療構想について．厚生労働省．2015，p7-24.

31）厚生労働省保険局医療課長．平成 24 年度診療報酬改定について．厚生労働省．2012，p15.

32）社会保障審議会．平成 24 年度介護報酬改定の概要．厚生労働省．2012，p37.

33）"社会保障制度の変遷"．厚生労働省．
http://www.mhlw.go.jp/seisakunitsuite/bunya/hokabunya/shakaihoshou/dl/06.pdf.（参照 2016-12-28）.

34）連載 医出づる国 第 6 部．「削りしろ」探せ（3）．日本経済新聞，朝刊．2015-9-17.

35）過剰なリハビリ削減．日本経済新聞，朝刊．2016-4-4.

36）理学療法士・作業療法士需給分科会．理学療法士を取り巻く状況について．理学療法士・作業療法士需給分科会．2016，p11.

37）理学療法士・作業療法士需給分科会．作業療法士を取り巻く状況似ついて．理学療法士・作業療法士需給分科会．2016，p4.

第3章 理学療法士・作業療法士のキャリア・デザインの実際

2000年以降、理学療法士・作業療法士を取り巻く環境は激変しており、特に2年に1回の診療報酬改定、3年に1回の介護報酬改定は雇用情勢や働き方に強く影響を与えています。同時に、理学療法士・作業療法士の過剰供給問題も顕在化しており、労働市場の不安定化は避けられない情勢となっています。

現代は、理学療法士・作業療法士にとって大きな節目の時代であり、5年後の仕事や生活を想像することすら難しくなっています。

一般的に社会環境の変化が激しくなると、企業は、業績改善のために優秀な人材を求め、労働者は自身の価値を認めてくれる企業を求めます。また、人口減少社会やテクノロジー発展の影響により、今後、労働環境は流動的となり、キャリア開発の主体は組織から個人へシフトしていきます。

安定したひとつの組織や業務内容でキャリアを発展させることができる理学療法士・作業療法士は減少し、多くは職場や業務内容を変えることでキャリアを再構築していく時代を迎えているといえます。また仮に同じ職場に勤めたとしても、様々な仕事への対応が求められるでしょう。よって、**これからの時代に働く理学療法士・作業療法士は、「環境変化が著しい人生をいかに乗り越えるか」という技術、つまりキャリア・デザインの技術が必要**です。

キャリア・デザインの意識なしに仕事をするのは、地図や羅針盤を持たずに砂漠を歩くのと同じです。キャリア・デザインを行き当たりばったりで行うのではなく、正しい方法で計画的に行うことで、キャリア・デザインの成功率は高まります。

しかし、ほとんどの理学療法士・作業療法士は、養成校時代や仕事を始めてからもキャリア・デザインの考え方や手法について学ぶ機会はありません。そこで本項では、理学療法士・作業療法士のキャリア・デザインに関する考え方や手法について解説していきます。

キャリアとは何か

「キャリアップをしよう」、「今後のキャリアを考えよう」、「キャリアを台なしにした」、「キャリアを磨きたい」など —— 仕事や人生の未来を考えるとき、あるいは顧みるときに"キャリア"という単語を使うことがよくあります。

ところで、この"キャリア"の定義について、具体的に答えることができる人は少ないので

はないでしょうか。"キャリア"とは一体、何なのでしょう。

　厚生労働省による定義では、「キャリアとは、一般に『経歴』、『経験』、『発展』、さらには『関連した職務の連鎖』などと表現され、時間的持続性ないしは継続性を持った概念であり、『キャリア』を積んだ結果として、『職業能力』が蓄積されていくもの」とされています[1]。

　厚生労働省の定義のように、日本においてはキャリアを"職業的能力"と理解することが多いようです。しかし、マサチューセッツ工科大学の教授であるエドガー・シャインは、キャリアをふたつの視点から定義しています（**表1**）[2]。

　そのひとつは、厚生労働省の定義と同様に、時間経過のなかで積み上げてきたことにより得られた「職業的能力やそれに関連するもの」というものです。シャインは、この「職業的能力やそれに関連するもの」は**客観的に確認することができること**から、「**外的キャリア**」と名付けました。

　もうひとつは、「生涯における生き方、人間関係、社会的役割の選択に関する考え方」に依存するものです。**生き方や社会的役割に対しての考えは、本人以外が確認することは難しく、心の内にあるものなので、これを「内的キャリア」**と名付けました。

　本書では、シャインの「外的キャリア」と「内的キャリア」を用いて解説していきます。

表1　外的キャリアと内的キャリアの違い[2]

キャリア	
外的キャリア	内的キャリア
客観的に確認できる	主観的に確認できる
学歴	興味
業界	関心
会社名	価値観
仕事	仕事観
職位	やりがい
給料	使命感
職歴	役割

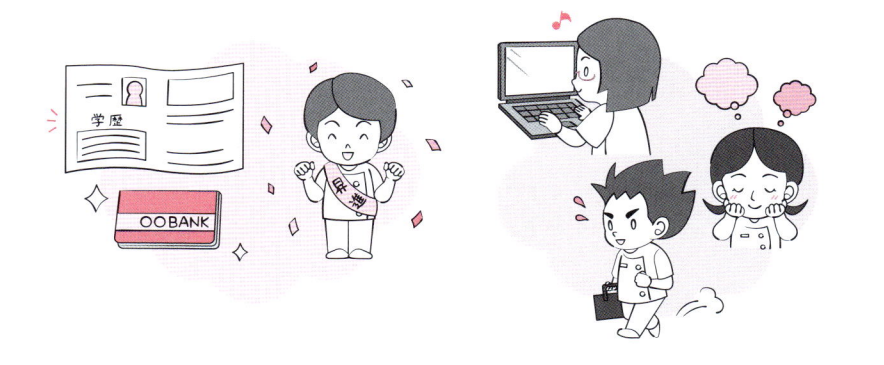

外的キャリアと内的キャリアとをバランスよく

1. 相互依存から相互選択の時代へ

「外的キャリア」は、学歴、業界、会社名、仕事、職位などの客観的に確認できるもの、「内的キャリア」は、興味、関心、価値観、仕事観、やりがいなどの主観的にしか確認できないものです。

日本では戦後の高度経済成長から 1990 年のバブル経済の終焉までの間、企業において「年功序列賃金制度」や「終身雇用制度」が一般的でした。これらの制度の恩恵を受けるためには、労働者は企業に対して「忠誠を誓い、定年まで勤める」という姿勢が必要でした。したがって、好景気の時代には、自身の働き方や生き方を気にすることなく、企業に帰属していれば、給与や社会保障に関する恩恵を受けることができたのです。

このような背景から、戦後の日本では「内的キャリア」について考える機会が少なかったといえます。

しかし、バブル経済がはじけると、「年功序列賃金制度」や「終身雇用制度」は崩壊し、伝統的な日本人の働き方は変容せざるを得なくなります。景気が悪い世の中では、企業は「企業業績に好影響を与える優秀な人材」を求め、労働者は「自身の考えや価値観が実現できる企業」を求めます。

つまり、景気がよかったころは、企業も労働者も相互に依存する関係であったものが、1990 年以降は相互に選択し合う関係になったといえます。このことは、医療・介護業界も例外ではありません。

2. 内的キャリアはストレスを軽減させる

「外的キャリア」は、給与の保証や他者からの評価という意味では重要な意味を持ちます。しかし、**いかに素晴らしい「外的キャリア」を有していても、「内的キャリア」が全く満たされていなければ、人間はストレスを感じるようになります。**

仕事や人生の事柄に関する過度なストレスは、心身症を生み出す可能性を高めます。仕事による「うつ病」などの精神疾患を表明する患者が増えていることからも、仕事においてストレスを感じている人が多いものと推測されます（**図 1**）[3]。したがって、キャリア・デザインを行ううえで、「外的キャリア」と「内的キャリア」をバランスよく考える必要があります。

例えば、リハビリテーション部門の部長に昇進した場合を考えてみましょう。給料や立場は以前よりもよくなり、対外的な印象もよくなるでしょう。しかし、本人が部長業務に魅力を感じていない場合は、仕事への意欲を高めることは難しく、心理的なストレスが強くなっていく可能性があります。

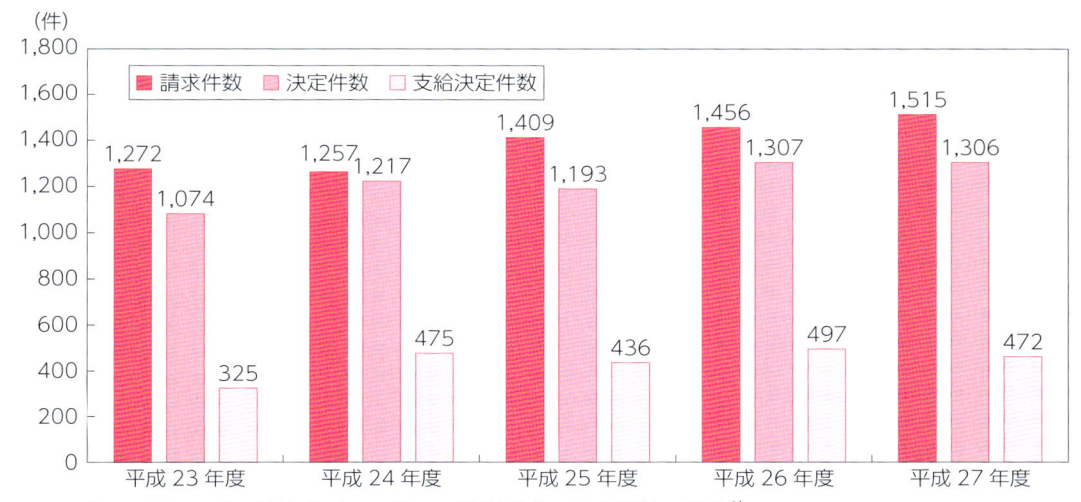

図1 「うつ病」などの精神障がいに関わる労災請求・決定件数の推移[3]

　キャリア・デザインには、「**求める外的キャリアが自身の内的キャリアを満たすものであるか**」、「**外的キャリアと内的キャリアのバランスはとれているか**」という視点が**重要**です。

キャリア理論を活用するデザイン

　キャリア・デザインを行ううえで、キャリア理論を知ることは非常に重要です。理学療法士・作業療法士のキャリア・デザインとは、「環境変化が激しい医療・介護分野における働き方や生き方を考える」という難題に取り組むことです。

　このような難題に立ち向かっていくためには、難題の解決の糸口となる考えの枠組みや理論を知っておくことが得策です。ほとんどの理学療法士・作業療法士は、臨床において理学療法・作業療法を提供するとき、種々の評価法や治療に関する理論を活用していることでしょう。それと同様に、キャリア・デザインにおいてもキャリア理論を活用することで、働き方や生き方における課題が明確となり、課題解決へのアプローチも考えやすくなります。

　キャリア理論は、多くの研究者により報告されていますが、それぞれの理論には概ね次のような活用の仕方があります。

1. 自分を理解する

　キャリア・デザインでは、自身の興味・関心・価値観を明確にすることが最重要です。自身の興味・関心・価値観に基づいたキャリアを選択することで、モチベーションを高く保つことが可能となります。また、自身の興味・関心・価値観を明確にすることができれば、自身の周囲や社会の環境が変化したとしても、自身の主体性を保ちながら環境へ適応することができま

す。

　興味・関心・価値観を明確にするためには、「自分を理解すること」が重要ですが、どのような視点や切り口で自分について考えればよいかを知らなければ、「自分を理解すること」は難しいでしょう。

2. 働き方や生き方の課題を明確にする

　キャリア・デザインの遂行には、様々な障壁が伴います。その障壁は自身の課題であったり、周囲の課題であったりします。その障壁を取り除くためには、課題の深刻さや影響度を考慮し、課題解決の優先順位を決める必要があります。

　そのためには、キャリア理論を活用し、課題抽出を適切な方法で行う必要があります。

3. 望ましいキャリアを実現する

　人との出会いや出来事が人生を大きく変えることがあります。出会った人や出来事が自身の興味・関心・価値観を刺激し、ときに仕事や人生の道標を示してくれることになるからです。

　出会いと出来事に関するキャリア理論を活用することで、より望ましいキャリアを実現することができます。

キャリア・デザインの進め方

　キャリア・デザインは行き当たりばったりで進めるものではなく、キャリア理論を活用しながら、計画的に実行していくことが望ましいといえます。理学療法士・作業療法士の数だけ、人それぞれのキャリアがあり、どのキャリアが正しいというものはありません。しかし、キャリア理論に基づきキャリア・デザインを進めていくことで、それぞれの人に適したキャリアの選択肢を導くことができます。

　ここでは、ステップを4段階に分け、ステップごとにキャリア理論に基づくキャリア・デザインの方法や手順を解説します。そのなかには、すでに知っていることや実践していることがあるかもしれませんが、その場合は、そのステップは飛ばして、自分が考えたことのない、したことのないステップの内容について考えてみましょう。

》STEP 1

「自己概念」を考えよう

1. 「自己概念」とは

　「自己概念」とは「自分は何者であるか？」、「自分はこういう人間である」、「自分はこういうことが好きだが、これは嫌いだ」という自己イメージのことです。

　コロンビア大学のドナルド・E・スーパーは、仕事や職業に関して、誰もが「職業的自己概念」を形成しているとして、職業選択を通じて自身の「職業的自己概念」を実現しようとすると述べています[4]。つまり、**ある職業を選ぶということは、自身の自己概念を実現させるための手段に過ぎない**ということです。

　「自己概念」には肯定的なものと否定的なものがあり、人は誰しも両方の自己概念を有しています。「自分には〇〇ができる」、「自分にはこの仕事が向いている」などの肯定的な自己概念は、人生における活力となり、様々な行動へのモチベーションを生み出すでしょう。一方、「自分はダメな人間だ」、「自分には〇〇はできない」などの否定的な自己概念は、自己効力感を失わせ、消極的な行動に終始させてしまうでしょう。

　ただし、理学療法士・作業療法士という職種を選んだ人々全員が、同じ「職業的自己概念」を有しているわけではありません。人それぞれの自己概念があり、同一の職業であっても、仕事を通じて達成したいと思う「職業的自己概念」が異なるのは当然です。

　キャリア・デザインにおいては、肯定的な自己概念を持つことが重要です。肯定的な自己概念を持つことで、外部環境の変化や周囲の意見に惑わされることなく、主体性を持った働き方・生き方が可能となるのです。

2. 「職業的自己概念」について考えてみる

　職業的自己概念が明確になっている理学療法士・作業療法士は、働きたい領域や仕事内容がはっきりしているため、肯定的で前向きなキャリア・デザインが行われやすいものです。しかし、職業的自己概念が明確でない場合は、周囲の環境に巻き込まれたり、望まない仕事ばかりが増えたりするなど、否定的で後ろ向きになりやすくなります。

　日常的に自身のことを考える機会がある場合や職場のキャリア支援が充実している場合は、自身の「職業的自己概念」が明確になっているかもしれません。しかし、多くの理学療法士・作業療法士は自身の「自己概念」や「職業的自己概念」を考える機会は乏しく、それらを明確にできていないものです。

　そこでステップ1では、自分自身を理解するエクササイズを行い、「自己概念」や「職業的自己概念」について考えてみましょう。

◎ステップ1の課題

　次の1)〜4)の質問に対して答えてください。白紙の用紙に自身の回答を書いて文字にしてみましょう。また、質問が難しければ、親友や職場の人に相談して意見をもらってもよいでしょう。このエクササイズには正解という答えはありません。自身の思いつくままにお答えください。

　質　問

1)　今までの人生でどのようなことをしているとき一番輝いていたか

2)　自分はどんな仕事であれば自分らしさを表現できるか

3)　自分は仕事を通じてどのような社会貢献ができるか

4)　自分は人生や仕事でどのようなことを大切にしていきたいのか

　これらの質問に答えた後に、ステップ2に進みましょう。ステップ1の回答を基に、ステップ2ではより具体的に「自己概念」や「職業的自己概念」について明らかにしていきます。

≫ STEP 2
パーソナリティータイプや内的キャリアを明確にしよう

　ステップ1では「自己概念」や「職業的自己概念」に関して考えました。「自分自身のことを知る」ということは非常に難しいと実感できたのではないでしょうか。

　ステップ2では、ステップ1で導きだされた「自己概念」や「職業的自己概念」を基にして、自身のパーソナリティータイプと内的キャリアを明確にする作業を行います。自身のパーソナリティータイプと内的キャリアが明確になれば、自分がどのような人生を歩みたいのか、どのような仕事内容を求めているのか、自分が人生において求めているものは何か——がより明確になり、主体的なキャリアの選択が可能となります。

3.　パーソナリティータイプを明確にする

　アメリカの心理学者であるジョン・L・ホランドは、パーソナリティータイプ（性格）とキャリア・クラスター（仕事）のマッチングを重視しており、そのマッチングがうまくいけば、その人の自己概念を仕事のなかで表現することができるという、ホランド理論を提唱しました[5]。

　ホランドが提唱するパーソナリティータイプは、**表2**のとおりです。この6つのパーソナリティータイプの相互関係は、**図2**のような六角形になるといわれ、これを「ホランドの六角形」と呼びます。

　隣接するタイプ同士はそれぞれ近い関係にあり、対面しているタイプは逆のタイプであることを意味します。例えば、「慣習的」と「現実的」は近く、管理を好む「企業的」と自由を好

表2　6つのパーソナリティータイプ

①企業的（E：Enterprising）	②慣習的（C：Conventional）	③現実的（R：Realistic）
他人を導いたり、他人に影響を与える活動を好む。 リーダーシップ、説得力、そのほか、人と仕事をするのに必要なスキルを伸ばす。 商品の販売や人の管理などに関する職業を好む。 野心的、外向的、精力的で自信家。 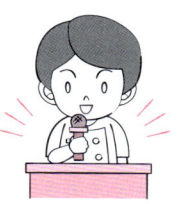	情報を明確に秩序立てて整理できる活動を好む。 組織的、事務的、計数的処理能力を伸ばす。 記録管理、計算、タイプ、コンピュータ操作などに関する職業を好む。 責任感があり、信頼でき、緻密。 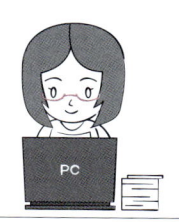	道具、物、機械、動物などを扱うことを好む。 手作業、機械作業、農作業、電気関係などのスキルを伸ばす。 組立や修理に関わる職業を好む。 地に足がついていて実践的。 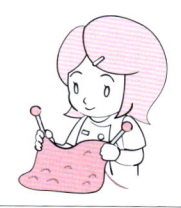
④研究的（I：Investigative）	⑤芸術的（A：Artistic）	⑥社会的（S：Social）
生物学や物理学関係の活動を好む。 数学や科学の能力を伸ばす。 科学や医学分野の職業を好む。 好奇心が強く学究肌で自立的。 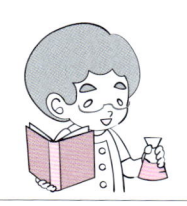	慣例にとらわれず創造的なスキルを好む。 言語、美術、音楽、演劇のスキルを伸ばす。 創造的な才能を活かせる職業を好む。 創造的で発想が自由。 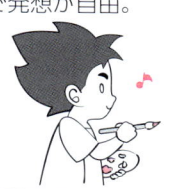	人に伝える、教える、手助けするなどに関連する活動を好む。 人と一緒に仕事をする能力を伸ばす。 教育、保育、カウンセリングなどの職業を好む。 人の助けになり友好的。 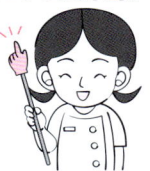

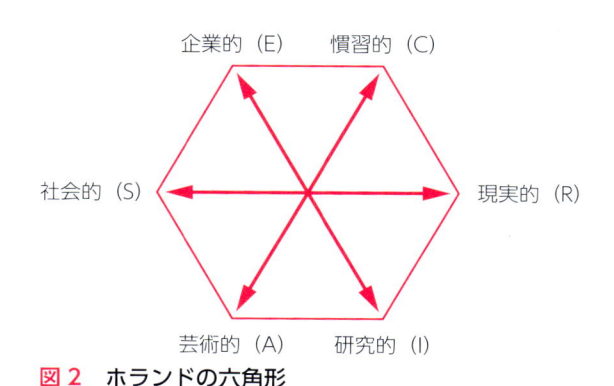

図2　ホランドの六角形

Column ①

　経験年数 3 年、25 歳、男性の理学療法士 A さんは、現在、回復期リハビリテーション病棟に勤務しています。ひととおり仕事内容も覚え、理学療法士として働くことにも慣れてきました。

　そんなある日、上司との人事面談があり、「5 年後、10 年後の目標」について聞かれた A さんは、曖昧にしか答えることができませんでした。理学療法士として働いてから、目の前の患者の治療や書類業務などに一生懸命に向き合ってきましたが、これまでは自分自身の将来の目標を考えることはありませんでした。

　そこで、上司から「今までの人生で、どのようなことをしているとき一番輝いていたか」、「どんな仕事のときに自分らしさを表現できるか」について考えてみることを勧められました。それらを考えることで、将来の目標を考える「きっかけ」が得られるかもしれないと、上司よりアドバイスを受けました。

　A さんは、自分なりの答えを紙に書き出してみました。自分はどんなとき輝いていたのか――A さんに思い浮かんだのは、高校時代に野球部で一生懸命汗をかきながら頑張っていた姿でした。チームのキャプテンとして甲子園出場を目指して日々、練習しているときが今までの人生で最も輝いており、また、非常に充実していたと感じました。

　仕事を始めてからは、学会発表に取り組んだときや回復期リハビリテーション病棟の NST（栄養サポートチーム）の立ち上げに関わったときに、自分らしさを表現できていたと感じました。この作業を通じて、A さんは「充実感が得られるときや自分らしくいられるときは、具体的な目標を立て、その目標に対して主体的に関わっているとき」と確認することができました。

　このことを受けて、A さんは「経験年数も 3 年となり、後輩も増えてきた。今後は、リーダーとしての役割も期待されるだろう。回復期リハビリテーション病棟として、まだまだ取り組むべき事柄は多い。今後は、リーダーシップをとって様々なことに主体的に挑戦していこう」と考えるようになりました。

　理学療法士 A さんの事例は、自己概念を考えることで、具体的な目標を定める「きっかけ」を得ることができた事例といえます。

む「研究的」は正反対のパーソナリティータイプといえます。

> ◎ステップ2の課題　その1
> ステップ1で考えた「自己概念」や「職業的自己概念」を参考にして、ご自身がどのホランドタイプに当てはまるかを判断してみましょう。あるいは、あなたのことを理解している友人や親兄弟にどれに該当するかを教えてもらっても構いません。

　6つのパーソナリティータイプのいずれかに完全に分類されるわけではないことに注意してください。人は複数のパーソナリティーを有しており、ふたつから3つ程度のパーソナリティータイプを持つ可能性があります。したがって、複数のパーソナリティータイプが該当することがあっても構わないのです。

　厳密に判定するには、当理論に基づいて設計された「適職診断テスト」である「CPS-J」（株式会社日本マンパワー）や「R-CAP」（株式会社リクルートマネジメントソリューションズ）を活用することができます。これらのテストを使用したいときは、それぞれの会社のWEBサイトにて詳細を確認してください。

4. パーソナリティータイプとキャリア・クラスターのマッチング

　人が仕事していくうえで、自身のパーソナリティータイプと仕事内容とのマッチングは重要です。自身が持つ自己概念を仕事のなかで表現することができれば、仕事のやり甲斐が高まり、より主体的に仕事に取り組むことができます。主体的に取り組める仕事は、高いパフォーマンスを発揮しやすいことから、給与や処遇の改善などの好影響も生じやすくなります。

　パーソナリティータイプに適した仕事内容は、キャリア・クラスターという概念で説明されています（表3）。キャリア・デザインを進めていくうえでは、**パーソナリティータイプに適したキャリア・クラスターを自身の仕事として選択することが重要です。**

　例えば、パーソナリティータイプが「芸術的」・「社会的」の2タイプを有している場合、キャリア・クラスターは「芸術」と「ソーシャル・サービス」になり、臨床におけるリハビリテーション技術の提供や、患者や利用者の生活支援活動が自己概念と一致する可能性は高いでしょう。

　参考までに、キャリア・クラスターの内容を理学療法士・作業療法士の仕事内容に変更したものも表に加えておきます。

5. 内的キャリア（キャリア・アンカー）を明確にする

　キャリア・デザインには「外的キャリア」と「内的キャリア」のバランスが重要です。「外

表 3　パーソナリティータイプ別のキャリア・クラスターとその仕事内容

パーソナリティータイプ	一般的なキャリア・クラスター	PT・OT のキャリア・クラスター
①企業的 (E：Enterprising)	管理的ビジネス マーケティング・販売、経営管理・企画などに関わる職種	経営や運営などのマネジメント業務
②慣習的 (C：Conventional)	ルーティン的ビジネス 金融取引、保管・輸送、OA 機器操作などに関わる職種	業務に関係する書類作成や整理
③現実的 (R：Realistic)	技術系 エンジニアリング、建設・保守、農業、産業機械操作、修理など	機器や物を利用した理学療法や作業療法
④研究的 (I：Investigative)	サイエンス 自然科学・数学などに関わる職種	理学療法や作業療法に関する研究活動
⑤芸術的 (A：Artistic)	芸術 創造・舞台芸術、文学、社会科学などに関わる職種	職人的な理学療法・作業療法技術
⑥社会的 (S：Social)	ソーシャル・サービス 社会・行政サービス、教育、医療、保険、介護などに関わる職種	患者・利用者支援や教育的活動

的キャリア」は、給与・地位・資格・会社名・立場・学歴など客観的に把握できるものであることから、「外的キャリア」に関する目標設定は明確にしやすいでしょう。しかし、「内的キャリア」はその人の興味・関心・価値観などの自己概念であり、日常的に自己概念を考えていない人にとって、それを明確にすることは困難です。

エドガー・シャインは、「内的キャリア」と密接に関連する概念として「キャリア・アンカー」を提唱しました[6]。これは**「仕事をするうえで譲りたくない価値観や考え方」**といってもよいでしょう。

シャインは、「個人は経験の蓄積を通じて、次第に職業上の自己イメージを確立していく」としており、この自己イメージを「キャリア・アンカー」と呼びました。アンカーとは船の錨（いかり）のことです。錨は船をその場に安定させるということから、キャリアに軸や安定を与えるという意味で、「キャリア・アンカー」と呼ばれています。

「キャリア・アンカー」、すなわち**「仕事をするうえで譲りたくない価値観や考え方」を知ることにより、仕事や人生に対する自身の考え方の軸が明確になり、様々な困難や環境変化が生じても主体性をもって行動する**ことができます。「キャリア・アンカー」が曖昧であると、環境変化に受け身になってしまい、周囲に流されたまま仕事をする可能性が高まります。シャインは「キャリア・アンカー」を 8 つに分類しています（**表 4**）。

Column ❷

　経験年数 4 年、28 歳、男性の作業療法士 B さんは、現在、総合病院に勤務しています。B さんは、作業療法士養成大学を卒業後、現在の病院に就職しました。就職後は急性期病棟に配属され、日々、目の前にいる患者に懸命に対応してきたことで、それなりに作業療法の技術も向上してきました。

　しかし、最近、B さんには「今の仕事をこのまま続けていいのかわからない」という感情が芽生えてきました。そこで、B さんは、とある食事会のときに上司に次のような相談をしてみました。「今の仕事は作業療法士としては非常に面白いですが、自分にとっては何か物足りない感じがしています。もっとやりがいのある仕事に挑戦してみたいのですが、どのようにしたらよいでしょうか」。相談を受けた上司は、ホランド理論に基づくパーソナリティータイプの分析をしてみることを B さんに勧めました。

　B さんは、参考書を読みながら自分自身がどのパーソナリティータイプに当てはまるかについて考えてみました。そうすると、自分自身で何か物事を成し遂げたり、他者を支援することが好きで、これは「企業的」と「社会的」パーソナリティータイプに適応するのではと考えました。

　現在の急性期病棟における作業療法士としての仕事内容は、人の生活をサポートすることから、社会的要素では一致しています。しかし、企業的要素に関しては満たされておらず、それが現在の「何か物足りない」という感情を生んでいるのではないかと思い当たりました。

　上司にこのことを相談すると、上司からは「今度、急性期病棟の退院支援プロジェクトが始まる。このプロジェクトのリーダーはリハビリテーション部門から出すことになっているが、挑戦してみるか」といわれました。企業的なパーソナリティータイプを有していると自覚した B さんは、この提案は自分のキャリアにとって非常に重要と考え、「ぜひ引き受けたい」と回答しました。

　作業療法士 B さんの事例は、パーソナリティータイプを考えることで、自身の性格と仕事のマッチングを考えることができ、それによって前向きなキャリアの選択ができた事例です。

表4　キャリア・アンカー

専門・職能別コンピタンス	特定の分野で能力を発揮し、自分の専門性や技術が高まることに幸せを感じる	
全般管理コンピタンス	集団を統率し、権限を行使して、組織のなかで責任ある役割を担うことに幸せを感じる	
保障・安定	ひとつの組織に忠誠を尽くし、社会的・経済的な安定を得ることを望む	
起業家的創造性	リスクを恐れず、クリエイティブに新しいものを創り出すことを望む	
自律と独立	組織のルールや規則に縛られず、自分のやり方で仕事を進めていくことを望む	
社会への貢献	社会的に意義のあることを成し遂げる機会を、転職してでも求めようとする	
ワーク・ライフ・バランス	個人的な欲求や家族の願望、自分の仕事などのバランスや調整に力を入れる	
純粋なチャレンジ	解決困難に見える問題の解決や手ごわいライバルとの競争にやりがいを感じる	

◎**ステップ２の課題　その２**

　ステップ１で考えた「自己概念」を参考して、ご自身がどの「キャリア・アンカー」に当てはまるかを判断してみましょう。あるいは、あなたのことを理解している友人や親兄弟にどれに該当するかを教えてもらっても構いません。

　ひとりが持つ「キャリア・アンカー」はふたつが限界と報告されています。３つ以上の「キャリア・アンカー」が該当する場合や、「キャリア・アンカー」を決めることができない場合は、職業における自己イメージが明確になっておらず、仕事の経験値が少ないといえます。

したがって、理学療法士・作業療法士養成校の学生や理学療法士・作業療法士として働いて間もない場合には、「キャリア・アンカー」を明確に定めることはできないかもしれません。

6.「キャリア・アンカー」を診断する

ただし、学生であっても、経験年数が少ない理学療法士・作業療法士であっても、日々の経験のなかで自身のキャリア・アンカーを考えることは重要です。学生であれば、日頃の授業、アルバイト、サークル活動、若手の理学療法士・作業療法士であれば、日々の臨床、事務作業、学会参加などの経験から、様々な感情が生まれると思います。「この仕事は苦手だ」、「この授業は楽しい」、「二度とこんな経験したくない」、「ワクワクする経験をした」などの感情を通じて、自身の「キャリア・アンカー」は確立されていきます。したがって、「キャリア・アンカー」を確立するために、できるだけ感情が揺さぶられる、様々な経験をしたほうがよいでしょう。

また、厳密に「キャリア・アンカー」を診断するためには、40個の質問で構成される「キャリア・アンカー診断」を用いるとよいでしょう。その詳細は書籍『キャリア・アンカー～自分のほんとうの価値を発見しよう』[6]で紹介されています。

キャリア・アンカーはキャリア・デザインの指針

「キャリア・アンカー」が明確になることで、仕事や人生において「何をしたいのか」ではなく、「どうありたいのか」という価値観が明確になります。「キャリア・アンカー」は、直接的な仕事の内容や種類を示すものではなく、ご自身の仕事や人生における指針です。いい換えると、「キャリア・アンカー」は**「仕事や人生において自分が自分らしくいるためのこだわり」**といえます。したがって、「キャリア・アンカー」が明確になっていれば、理学療法士・作業療法士を取り巻く環境が激変しても、自分自身を見失うことなく、キャリアを選択していくことができるのです。

1. パーソナリティータイプとキャリア・アンカーのどちらを使うか

ホランドの理論では、パーソナリティータイプは個人の性格や特性を示すもので、パーソナリティータイプとマッチングする仕事としてキャリア・クラスターを示しています。

パーソナリティータイプには仕事経験の有無は不要で、幼少期から現在までに形成された性格や特性を示すことから、理学療法士・作業療法士養成校の学生や経験年数の少ない理学療法士・作業療法士でも活用することができます。また、**パーソナリティータイプとマッチングする仕事も示されていることから、自身に適した具体的な仕事内容が意識しやすいでしょう。**

事例①

医療機関向けの人材：学生が医療機関への就職を決める場合

> **ステップ 1　「自己概念」を考えよう！**
>
> 1）今までの人生でどのようなことをしているとき一番輝いていたか
>
> > 中学生のときに、地域のボランティア活動に参加したときに、地域住民の方
> > よりありがとうといわれてすごくうれしかった
> > 高校生のときに野球部のマネージャーをしていて、選手たちのサポートをし
> > ているとき充実感があった
>
> 2）自分はどんな仕事であれば自分らしさを表現できるか
>
> > 他人の役に立つことを実感できる仕事
> > 他人から「ありがとう」といわれる仕事
> > 人との触れ合いを実感できる仕事
>
> 3）自分は仕事を通じてどのような社会貢献ができるか
>
> > 困っている人を助けることができる
> > 専門的知識を用いて心身に障害のある方を支援する
>
> 4）自分は人生や仕事でどのようなことを大切にしていきたいのか
>
> > 自分の能力を向上させていくことにこだわりたい
> > 社会への貢献を大切にしたい
> > 社会から求められる人材になりたい

事例②

医療機関向けの人材：すでに医療機関で働いている人がさらに自己を振り返った場合

> **ステップ 1　「自己概念」を考えよう！**
>
> 1）今までの人生でどのようなことをしているとき一番輝いていたか
>
> > 地域のボランティアで認知症予防の勉強会を開いたときに、地域の方に効果
> > があったといわれてすごくうれしかった
> > 自分で企画した認知症カフェのイベントが成功し、利用者や家族より好評を
> > 頂いたときに、充実感があった
>
> 2）自分はどんな仕事であれば自分らしさを表現できるか
>
> > 診療報酬や介護報酬の枠にとらわれずに、自分のスキルを活かして積極的に
> > 患者や利用者を支援したい
>
> 3）自分は仕事を通じてどのような社会貢献ができるか
>
> > 心身に障害のある方が地域でその人らしく暮らせるように支援する
> > 障害のある身体が少しでも動きやすくなるように支援する
> > 他の療法士が手におえないと判断した患者さんでも、自分は諦めずにその人
> > に合った支援を探していきたい
>
> 4）自分は人生や仕事でどのようなことを大切にしていきたいのか
>
> > 自分で企画したイベントやプログラムを通じて社会への貢献をしていきたい
> > 常に新しい技術や考え方を取り入れていきたい

自分のキャリアをデザインしよう

ステップ2　自身のパーソナリティータイプや内的キャリアを明確にしよう！

その1　ご自身がどのホランドタイプに当てはまるかを判断してみましょう。

①企業的（E：Enterprising）	②慣習的（C：Conventional）	③現実的（R：Realistic）
他人を導いたり、他人に影響を与える活動を好む。	情報を明確に秩序立てて整理できる活動を好む。	道具、物、機械、動物などを扱うことを好む。
リーダーシップ、説得力、そのほか、人と仕事をするのに必要なスキルを伸ばす。	組織的、事務的、計数的処理能力を伸ばす。	手作業、機械作業、農作業、電気関係などのスキルを伸ばす。
商品の販売や人の管理などに関する職業を好む。	記録管理、計算、タイプ、コンピュータ操作などに関する職業を好む。	組立や修理に関わる職業を好む。
野心的、外向的、精力的で自信家。	責任感があり、信頼でき、緻密。	地に足がついていて実践的。
④研究的（I：Investigative）	⑤芸術的（A：Artistic）	⑥社会的（S：Social）
生物学や物理学関係の活動を好む。	慣例にとらわれず創造的なスキルを好む。	人に伝える、教える、手助けするなどに関連する活動を好む。
数学や科学の能力を伸ばす。	言語、美術、音楽、演劇のスキルを伸ばす。	人と一緒に仕事をする能力を伸ばす。
科学や医学分野の職業を好む。	創造的な才能を活かせる職業を好む。	教育、保育、カウンセリングなどの職業を好む。
好奇心が強く学究肌で自立的。	創造的で発想が自由。	人の助けになり友好的。

その2　自身がどの「キャリア・アンカー」に当てはまるかを判断してみましょう。

専門・職能別コンピタンス	特定の分野で能力を発揮し、自分の専門性や技術が高まることに幸せを感じる
全般管理コンピタンス	集団を統率し、権限を行使して、組織のなかで責任ある役割を担うことに幸せを感じる
保障・安定	ひとつの組織に忠誠を尽くし、社会的・経済的な安定を得ることを望む
起業家的創造性	リスクを恐れず、クリエイティブに新しいものを創り出すことを望む
自律と独立	組織のルールや規則に縛られず、自分のやり方で仕事を進めていくことを望む
社会への貢献	社会的に意義のあることを成し遂げる機会を、転職してでも求めようとする
ワーク・ライフ・バランス	個人的な欲求や家族の願望、自分の仕事などのバランスや調整に力を入れる
純粋なチャレンジ	解決困難に見える問題の解決や手ごわいライバルとの競争にやりがいを感じる

ステップ2　自身のパーソナリティータイプや内的キャリアを明確にしよう！

その1　ご自身がどのホランドタイプに当てはまるかを判断してみましょう。

①企業的（E：Enterprising）	②慣習的（C：Conventional）	③現実的（R：Realistic）
他人を導いたり、他人に影響を与える活動を好む。	情報を明確に秩序立てて整理できる活動を好む。	道具、物、機械、動物などを扱うことを好む。
リーダーシップ、説得力、そのほか、人と仕事をするのに必要なスキルを伸ばす。	組織的、事務的、計数的処理能力を伸ばす。	手作業、機械作業、農作業、電気関係などのスキルを伸ばす。
商品の販売や人の管理などに関する職業を好む。	記録管理、計算、タイプ、コンピュータ操作などに関する職業を好む。	組立や修理に関わる職業を好む。
野心的、外向的、精力的で自信家。	責任感があり、信頼でき、緻密。	地に足がついていて実践的。
④研究的（I：Investigative）	⑤芸術的（A：Artistic）	⑥社会的（S：Social）
生物学や物理学関係の活動を好む。	慣例にとらわれず創造的なスキルを好む。	人に伝える、教える、手助けするなどに関連する活動を好む。
数学や科学の能力を伸ばす。	言語、美術、音楽、演劇のスキルを伸ばす。	人と一緒に仕事をする能力を伸ばす。
科学や医学分野の職業を好む。	創造的な才能を活かせる職業を好む。	教育、保育、カウンセリングなどの職業を好む。
好奇心が強く学究肌で自立的。	創造的で発想が自由。	人の助けになり友好的。

その2　自身がどの「キャリア・アンカー」に当てはまるかを判断してみましょう。

専門・職能別コンピタンス	特定の分野で能力を発揮し、自分の専門性や技術が高まることに幸せを感じる
全般管理コンピタンス	集団を統率し、権限を行使して、組織のなかで責任ある役割を担うことに幸せを感じる
保障・安定	ひとつの組織に忠誠を尽くし、社会的・経済的な安定を得ることを望む
起業家的創造性	リスクを恐れず、クリエイティブに新しいものを創り出すことを望む
自律と独立	組織のルールや規則に縛られず、自分のやり方で仕事を進めていくことを望む
社会への貢献	社会的に意義のあることを成し遂げる機会を、転職してでも求めようとする
ワーク・ライフ・バランス	個人的な欲求や家族の願望、自分の仕事などのバランスや調整に力を入れる
純粋なチャレンジ	解決困難に見える問題の解決や手ごわいライバルとの競争にやりがいを感じる

事例③
起業向けの人材：すでに医療機関で働いている人がさらに自己を振り返った場合

ステップ1　「自己概念」を考えよう！

1）今までの人生でどのようなことをしているとき一番輝いていたか

> 高校の文化祭で、実行委員を務めて企画立案から運営を行ったとき
> 友達とイベントを企画し、様々な人の協力を得て、そのイベントを実現したとき
> 絶対に合格しないといわれていた大学に合格したとき

2）自分はどんな仕事であれば自分らしさを表現できるか

> 自分で物事を判断できる仕事
> 世の中にはない新しいサービスをつくる仕事
> 実現不可能といわれるような挑戦ができる仕事

3）自分は仕事を通じてどのような社会貢献ができるか

> 自分の挑戦が社会の課題を解決していく
> 今の医療保険・介護保険制度では助けることが難しい人を助けることができる

4）自分は人生や仕事でどのようなことを大切にしていきたいのか

> 人と同じことはしたくない
> 挑戦心を大切にしてきた
> 自分の判断や決断を大切にしたい

自分のキャリアをデザインしよう

ステップ2　自身のパーソナリティータイプや内的キャリアを明確にしよう！

その1　ご自身がどのホランドタイプに当てはまるかを判断してみましょう。

①企業的（E：Enterprising） 他人を率いたり、他人に影響を与える活動を好む。 リーダーシップ、説得力、そのほか、人と仕事をするのに必要なスキルを伸ばす。 商品の販売や人の管理などに関する職業を好む。 野心的、外向的、精力的で自信家。	②慣習的（C：Conventional） 情報を明確に秩序立てて整理できる活動を好む。 組織的、事務的、計数的処理能力を伸ばす。 記録管理、計算、タイプ、コンピュータ操作などに関する職業を好む。 責任感があり、信頼でき、緻密。	③現実的（R：Realistic） 道具、物、機械、動物などを扱うことを好む。 手作業、機械作業、農作業、電気関係などのスキルを伸ばす。 組立や修理に関わる職業を好む。 地に足がついていて実践的。
④研究的（I：Investigative） 生物学や物理学関係の活動を好む。 数学や科学の能力を伸ばす。 科学や医学分野の職業を好む。 好奇心が強く学究肌で自立的。	⑤芸術的（A：Artistic） 慣例にとらわれず創造的なスキルを好む。 言語、美術、音楽、演劇のスキルを伸ばす。 創造的な才能を活かせる職業を好む。 創造的で発想が自由。	⑥社会的（S：Social） 人に伝える、教える、手助けするなどに関連する活動を好む。 人と一緒に仕事をする能力を伸ばす。 教育、保育、カウンセリングなどの職業を好む。 人の助けになり友好的。

その2　自身がどの「キャリア・アンカー」に当てはまるかを判断してみましょう。

専門・職能別コンピタンス	特定の分野で能力を発揮し、自分の専門性や技術が高まることに幸せを感じる
全般管理コンピタンス	集団を統率し、権限を行使して、組織のなかで責任ある役割を担うことに幸せを感じる
保障・安定	ひとつの組織に忠誠を尽くし、社会的・経済的な安定を得ることを望む
起業家的創造性	リスクを恐れず、クリエイティブに新しいものを創り出すことを望む
自律と独立	組織のルールや規則に縛られず、自分のやり方で仕事を進めていくことを望む
社会への貢献	社会的に意義のあることを成し遂げる機会を、転職してでも求めようとする
ワーク・ライフ・バランス	個人的な欲求や家族の願望、自分の仕事などのバランスや調整に力を入れる
純粋なチャレンジ	解決困難に見える問題の解決や手ごわいライバルとの競争にやりがいを感じる

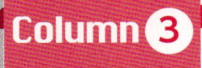

Column ❸

　経験年数 6 年、30 歳、女性の作業療法士 C さんは、現在、介護老人保健施設に勤務しています。4 年前に結婚し、2 人の子供がいます。夫は会社勤めで、朝は早く、帰りは遅い状況でした。

　C さんは、もともと高齢者に携わることが大好きだったことから作業療法士を目指し、無事、作業療法士になることができました。作業療法士として働き始めた当初は毎日が楽しくて仕方ありませんでしたが、最近、育児、家庭、仕事の両立が難しくなってきており、ストレスが溜まってきている自分に気づきました。そこで、今後の仕事について人事部長に相談することにしました。

　人事部長との面談のなかで、C さんは「作業療法士として働きだしたときと、家庭と子供を持つ今では自分の人生で大切にしているものが変わってきている」ことに気づきました。部長からは、「キャリア・アンカー」を用いて自分の気持ちを整理してみることを勧められました。

　「キャリア・アンカー」に関する資料を眺めながら、C さんは現在の自分の内的キャリアが「ワーク・ライフ・バランス」であることに気づきました。また、作業療法士として働きだした頃は「専門・職能別コンピタンス」であったこと、そして作業療法士として働きだしたときと今とでは、内的キャリアが大きく変わってきていることを実感しました。

　自分の内的キャリアが「ワーク・ライフ・バランス」であることを認識できたことで、思い切って働き方を変えてみようと考えました。その後、人事部長との話し合いで、2 人の子供が就学するまでは勤務回数を減らし週 4 回の非常勤勤務とすることが決まりました。働き方を変えたことで、C さんは以前よりストレスを感じることなく、家庭と仕事の両立ができるようになりました。

　作業療法士 C さんの事例は、キャリア・アンカーを考えることで、自身の内的キャリアが明確になり、今の価値観を満たす働き方の選択ができた事例といえます。

　一方、「キャリア・アンカー」は、職業を通じて培ってきた自己のイメージです。したがって、理学療法士・作業療法士の養成校学生や経験年数の乏しい理学療法士・作業療法士は明確な「キャリア・アンカー」を定めることは難しいかもしれません。「キャリア・アンカー」は、自身の内的キャリアを示すことから、「仕事の具体的な内容」ではなく、「どのようにして仕事や人生を歩みたいのか」を明示しています。したがって、**理学療法士・作業療法士を取り巻く環境が激しく変化し、仕事内容そのものが変化したとしても、自分自身の在り方を明確にしたい場合は、「キャリア・アンカー」は有用なツール**といえるでしょう。

≫ STEP 3
キャリア・デザインにおける課題を明確にし、解決方法を導きだそう

　ステップ 1 では「自己概念」、ステップ 2 では「パーソナリティータイプ」「キャリア・アンカー」という自己の内面について考えました。次にステップ 3 では、キャリア・デザインを行ううえで、あなたの外に存在する課題について考えてみましょう。

2. 自己決定と相互依存のバランスに配慮したデザイン

　仕事や人生では様々な転機があり、転機が訪れると人は「今後の生き方」や「仕事への思い」を考えるようになります。例えば、仕事内容に魅力がなくなった、人事異動により職場が変わった、結婚をして子供が生まれた、新しいプロジェクトの立ち上げを命じられた、給料が下がった、病気になったなどの出来事は、非常に重要なイベントであり、大きく人生や働き方を変える契機といえます。

　このようなイベントが起こったときに、自身のキャリアを決めるのは、会社や上司、友人ではなく、人生の主人公である「あなた」でなければなりません。すなわち、自己決定こそが自身の人生を切り開く第一歩となるのです。

　ただ、その自己決定には様々なものを考慮する必要があります。自身のキャリアの選択は、会社、上司、友人、恩師、組織、所属するネットワーク、両親、妻、子供などの関係者にも大きな影響を与えます。仕事や人生は自分ひとりで成り立っているものではなく、多くの人との関係で成り立っています。すなわち、**仕事や人生は自己決定するだけでなく、他者に配慮されたものでなければならないのです**。したがって、自己決定と相互依存のバランスに配慮したキャリア・デザインが理想といえます。

　自己決定が多くの人を幸せにしない可能性や社会に悪影響を与える可能性も視野に入れ、他者に対する配慮を欠かさずにキャリアに関する自己決定を行う姿勢が求められます。

　人生には様々な転機があり、なかには非常に深刻なものもあるでしょう。転機がもたらす変化に対応できない場合、キャリア・デザインがうまくできず、本人にとって不本意なものと

なってしまいます。例えば、気の進まない人事異動、急な転勤、病気、近親者の死別などは本人にとって深刻な問題となり、仕事や人生に行き詰まる場合があります。

　人生には様々な転機が一定の頻度で生じることから、それらを乗り越える方法を知っておくことは、本人が望むキャリア・デザインを達成するうえで重要です。ここでは、キャリア・デザインにおける課題を関係者に与える影響と人生の転機に分けて、それぞれの対応について解説します。

3.　キャリアを自分の環境や利害関係者に適応させる（キャリア・サバイバル）

　「自己概念」や「内的キャリア」を明確にし、それに従ってキャリアを選択したとしても自身の関係者が喜んでくれるとは限りません。関係者に損害を与えることや、周囲から大反対されるようなキャリアの選択は、結果的に自身のキャリアを進展させにくいものとします。

　自身の仕事や人生は自分ひとりで成立しているのではなく、多くの関係者により成り立っています。特に、関係性が強くお互いに依存している関係、すなわち、相互依存が強い場合は、関係者への調整や配慮がキャリア・デザインを行ううえでは重要になります。相互依存関係とは、いい換えれば利害関係ともいえるでしょう。あなたには、多くの利害関係者がいるのではないでしょうか。親、配偶者、子、友人、上司、同僚、部下、取引先などは、大なり小なりあなたの行動により好影響も悪影響も受けます。したがって、利害関係者に与える影響をマネジメントしたうえで、キャリア・デザインを行う必要があるのです。

　シャインは「キャリア・サバイバル」という概念を提唱しました[7]。これは**「自分を取り巻く環境や利害関係者にどのように適応していくか」**という視点で自己のキャリアを分析する考え方や方法です。「キャリア・サバイバル」は、個人のキャリアが円滑に開発・成長していくためには、個人ニーズと関係者や組織ニーズが互いに一致していることが重要であることを示唆しています。いい換えると、**「キャリア・アンカー」**は**「キャリア・サバイバル」**をしなければ、実現することができないのです。

◎ステップ３の課題　その１

　キャリア・サバイバルを分析するために、次の６つのプロセスにある課題を考えてみましょう。課題が難しい場合は、同僚、上司、友人などにも相談してみましょう。

①現在の自分の職務と役割は何か？

　現在の自分にとっての利害関係者を思いつく限り挙げましょう。利害関係者とは、あなたの行動によって、利益や被害も受ける人です。具体的に誰であるかわかるように、名前や役職名などを明確にします。

　例えば、学生の利害関係者としては、学校の先生、実習先の指導者、これから勤める職場の上司や先輩、クラスメート、友人、家族、恋人などが想定されます。また、理学療法士・作業療法士の利害関係者としては、院長、経営者、事務長、上司、同僚、家族、友人、恩師、患者、利用者、介護支援専門員、看護師、医師などが想定されます。

　次に、利害関係者が抱くあなたへの期待を明確にしてみましょう。

　利害関係者はあなたが何らかの役割を果たすことを期待していて、その期待は大きいものから小さいものまであるでしょう。あなたに対して大きな期待を抱いていると考えられる利害関係者を３名から５名ほど選択してみてください。そして、その人たちに期待されている役割を挙げてみてください。

　例えば学生の場合は、学校の先生からは常日頃から勉学に励むこと、臨床実習で求められる基準をクリアすること、国家試験に合格すること、社会人らしい気質を身につけることなど、家族からは安定した職に就くこと、健康的な生活を送ることなどの期待が寄せられていると考えられます。

　理学療法士・作業療法士であれば、職場の関係者からは質の高いリハビリテーション技術の提供、後輩セラピストの育成、疾患別リハビリテーションの取得単位数の増加、多職種連携など、そして家族からは安定的な所得、家庭内役割、自治会への参加などの期待が寄せられていると考えられます。

　現在の自分に対して強い期待を抱いている利害関係者を明確にできなければ、利害関係者を無視したキャリア・デザインとなり、その結果、利害関係者との人間関係が悪化する可能性があります。利害関係者との関係性が良好に保てないキャリア・デザインは、結果的にあなたが望むキャリアの実現を疎外する因子になるでしょう。

②自分を取り巻く環境はどう変わるか？

　自身を取り巻く環境の変化について、技術・経済・政治・社会文化という４つの次元から分析してみましょう。

　例えば、理学療法士・作業療法士には次のような環境変化が予想できます。

技術：在宅復帰支援に関する技術、早期離床や回復に関する技術、重度者向けの技術、疾病

予防や自費プログラムに関する技術、リハビリテーションへのロボットの応用技術などが急速に発展し、これらの技術は近い将来、理学療法士・作業療法士に必要とされる技術となる。

経済：当面、日本経済は厳しい局面が続き、大きな経済成長は期待できない。そのため、要介護状態の高齢者は増えるものの、医療・介護にかかるコストは圧縮されるため、医療・介護分野は経済的に厳しい局面が今後も続く。

政治：経済力の低迷や高齢者の増加を受けて、社会保障費の圧縮に関連する政策が推進される。しかし一方で、日本の経済力の維持や発展のために、日本独自の医療や介護サービスの海外への提供や保険外医療・介護サービスに関する政策も推進される。

社会文化：テクノロジーの変化や労働者の減少を受けて、人工知能を用いたテクノロジーが社会のなかで応用され、リハビリテーション分野でも活用される。また、長寿化やワークライフバランスの推進により、個人の働き方が多様化していく。

　他にどのような変化が予想できるかを考えてみましょう。この分析は、自身の利害関係者（職場の上司・同僚等）と共に行うことで、より精度の高い予測が可能となります。

　こうした予想をもとに、あなたが勤める予定の職場、もしくは勤めている職場の環境の変化も予想することが重要です。例えば、数年後には理学療法士・作業療法士の合計が 10 人以上を超える職場になる、法人が介護保険のリハビリテーション事業を拡大させていく予定である、病院の建て替えが予定されているなどの変化について考える必要があります。他にどのような変化が予想できるのか考えてみましょう。

③利害関係者の期待はどう変わるか？

　プロセス②で検討した各種の環境変化が起こることにより、利害関係者の期待にどのように影響するのか予想してみましょう。なぜなら、利害関係者の期待は環境変化とともに大きく変わっていくからです。そして、環境変化に伴う利害関係者の期待の変化を予想することは、適切なキャリアの選択をするうえで重要です。それは、利害関係者の期待の変化が将来のあなたの職務や役割に影響を与えるからです。

　例えば、数年後に所属している理学療法士・作業療法士が 10 名以上となることが予想されるリハビリテーション部門の上司は、あなたに対して「リハビリテーション部門の管理業務」を期待するようになるかもしれません。利害関係者の期待が今後どのように変化するかについてしっかり考えてみましょう。

④自分の職務と役割はどう変わるか？

　利害関係者の期待が変化することにより、自分自身の職務と役割にどのように影響するか予想してみましょう。利害関係者の期待の変化は自身の職務と役割に影響を強く与えます。

　例えば、リハビリテーション部門の上司が「リハビリテーション部門の管理業務」という期待をあなたに抱いていたとします。しかし、現在、あなたは臨床現場でリハビリテーションサービスを提供することが好きであり、また管理業務に関してのスキルを全く勉強していなかったとしましょう。

　この場合、上司の期待は今後のあなたの職務と役割に強い影響を及ぼします。それは良い影響かもしれませんし、悪い影響かもしれません。キャリアの選択を考えるうえでは、どのような影響が生じるかを把握することが重要です。

⑤期待されている職務に必要な技術・能力・価値観は何か？

　プロセス④の分析結果より、自分自身の職務や役割に将来的に必要とされる技術・能力・価値観などを検討してみましょう。

　利害関係者の期待に応えるためには、「現状の技術・能力・価値観で十分なのか」を検討し、それらが十分でない場合には改善が必要となります。多くの場合、特に価値観については再考が求められます。

　例えば、上司があなたに管理業務を期待しているとします。しかし、あなたは臨床現場における利用者へのリハビリテーションサービスの提供に強いこだわりを持っています。このような場合、上司の期待はあなたの仕事や人生における大きな課題となり、価値観の再考が必要となるでしょう。

⑥その職務に必要な技術・能力・価値観は何か？

　利害関係者の期待と現状の自分の技術・能力・価値観に乖離がある場合には、具体的にどのような能力開発プランが必要なのかを検討してみましょう。

　例えば、管理業務の技術・能力・価値観が不足している場合、管理業務に関する具体的な能力開発プランを立案し、実行しなければなりません。組織マネジメントやチーム医療に関する研修会参加、管理職からの指導、マネジメントに関する書籍を読むなどがそれに当たるでしょう。

　以上の①～⑥のプロセスを行うことで、利害関係者との向き合い方が明確になり、キャリアの見通しがよくなる人もいれば、利害関係者の期待にストレスを感じる人もいるでしょう。**利害関係者の期待に対してストレスを感じるということは、自身の自己概念と利害関係者の期待とが異なる場合であり、この場合、自分自身を見つめ直すことが重要です。**もし、自分自身を見つめ直すことなく漫然と仕事をしていると、近い将来に生じる環境変化によって自分のキャリアは翻弄される可能性が高くなります。そうならないためにも、自身を見直し、今後の働き方や生き方の決断をしなければなりません。

Column ❹

　経験年数９年、32歳、男性の理学療法士Ｄさんは、現在、訪問看護ステーションに勤務しています。訪問看護ステーションに勤務する前は、リハビリテーション病院に勤務し、脳卒中患者のリハビリテーションに関する研究に熱心に取り組んでいました。訪問看護ステーションに転職してからも、研究をしたいという気持ちを強く持っていました。

　しかし、リハビリテーション病院に勤務しているときとは異なり、訪問看護ステーションの勤務では研究のための時間をとることが難しく、また、訪問看護ステーションの管理者や経営者からの研究に対する理解もなかなか得られにくい状況でした。

　そこでＤさんは、自分が大切にしている研究活動を継続するためにどのようにすればよいか、キャリア・サバイバルに基づいて考えてみることにしました。まず、現在の自分にとっての最大の利害関係者は訪問看護ステーションの経営者と管理者であり、彼らが現在の自分に期待していることは、「質の高い訪問リハビリテーションの提供」と整理しました。これは入社前の面接時や入社当初に、彼らからよくいわれた言葉でした。

　次に、訪問看護ステーションに生じる今後の環境変化について考えました。インターネットやセミナーで収集した情報から、訪問看護ステーションの数は増加しており、利用者の獲得が厳しくなっていること、今後、質の高いサービスをしなければ利用者や介護支援専門員から選ばれることは厳しくなることがわかりました。

　そこで、経営者・管理者と話す機会を設けて、今後の環境変化に伴い将来の自分に期待されていることを確認することにしました。すると、経営者・管理者からは、「他の訪問看護ステーションに負けない訪問リハビリテーションとしての力をつけてほしい」、「当社の訪問リハビリテーションを利用すれば、非常に効果が高いことを示してほしい」といわれました。

　このことを受けて、Ｄさんは自分に足りているもの、足りないものを考えてみました。これまでも在宅療養患者のリハビリテーションに関する知識が足りないと感じていましたが、研究デザインや統計手法に関しては知識があり、在宅療養患者に関する研究を行うための素地は整っていると考えました。

　このような経過を経て、Ｄさんは「在宅療養患者のADLの維持・向上に関する研究」を開始することにしました。研究を開始するに当たり、先行研究、勤めている訪問看護ステーションの課題、経営者や管理者が知りたいことなどを調査しました。そのなかで、経営者・管理者からは「当社の認知度向上につながるから、是非、研究を進めてほしい」との言葉をいただくことができました。

　その後、Ｄさんは、周囲の理解を得て訪問看護ステーションに勤務しながら研究活動に取り組むことができました。また、その研究活動を対外的に発表することで、勤務している訪問看護ステーションの知名度は上がりました。

　理学療法士Ｄさんの事例は、自身のキャリア・アンカーを活かすために、キャリア・サバイバルを通じて利害関係者の期待を模索し、その期待に応えたものです。この事例は、キャリア・アンカーを活かすためには、キャリア・サバイバルが必要なことを明確に示しています。

4. 転機を乗り越えてキャリア形成する

　人生には様々な転機が訪れます。就職・転職・異動・結婚・出産・育児・離婚・死別・病気など、人生における大きな転機をうまく乗り越えることによって、主体的に仕事や人生を歩むことができます。キャリア・デザインにおいては、自分に起こった出来事が「転機」なのか、否かを認識することが重要です。

　アメリカのキャリアカウンセリングの専門家であるナンシー・シュロスバーグは、人生の大きな変化である「転機」を乗り越える方法を体系化した人物で、**人生には多様な転機が連続的に訪れ、それを乗り越えるプロセスを通じて、様々な価値観が生まれ、キャリアが形成されていく**と述べています[8]。そして、転機には「イベント」「ノンイベント」の2種類があると考えました。

> **＜イベントとノンイベント＞**
> 1) イベント：実際に起き、予期していたか、あるいは予期していなかった出来事
>   例：就職・転職・失業・結婚・離婚・出産・死別など
>   予期しやすい就職・転職・結婚・出産、予期しにくい失業・離婚・親との死別などのように、予測のしやすさでさらに二分することができる。
> 2) ノンイベント：起きてほしいと思っていて、実際には起こらなかった出来事
>   例：就職・出世・結婚など
>   できる、あるいはしたいと思っていたができなかった出来事で、実際には変化は起こらないが、生き方に大きな影響を及ぼすことから転機と考えることができる。

　イベントやノンイベントなどの転機は個人に変化を与え、仕事や人生に影響を与えます。転機が個人に与える変化には次のようなものがあります。
　1) 役割：人生における役割がなくなることや、別の役割に変化する
　　　　　　（例）出産で親としての役割が追加される
　2) 関係：大切な人との関係が強化もしくは弱化する
　　　　　　転職で新たな上司との人間関係が発生する
　3) 日常生活：物事の内容が変化する
　　　　　　就職によって、1日の大部分を職場で過ごすことになる
　4) 自分自身に対する見方：自己概念が変化する
　　　　　　望まない人事異動により、自身の喪失と会社への怒りが生まれる

　このような変化は個人にストレスを生じさせ、ときに混乱を招き、仕事や人生に悪影響を及ぼすことも多いものです。そうならないために、転機から生じる個人の変化をうまく乗り越える方法を知っておきましょう。

5. 人生の転機を乗り越える

　シュロスバーグは転機による変化を乗り越えるために活用できる力を「リソース」と定義

し、SITUATION（状況）・SELF（自己）・SUPPORTS（支援）・STRATEGIES（戦略）の 4 つを挙げました。それぞれの頭文字をとったこの「4-S モデル」を、転機を乗り越えるためのツールとして提唱しています。

◎ステップ 3 の課題　その 2

　あなたに生じた転機を「4-S モデル」を用いて分析をしてみましょう。あなたにとっての転機を定めたうえで分析を行いましょう。例えば、新しい職場で働く、業務内容が変更した、結婚をした、などがそれに当たります。

< 4-S モデル >

SITUATION（状況）
転機がもたらした状況が、自分にとってどのようなものなのかを評価しましょう。
＜ポイント＞
1）この状況は予期されていたか
2）この状況はポジティブなのかネガティブなのか
3）この転機において自分は、開始・中間・終了のどの位置にいるか
4）自分が到達したい目標は何であるか

SELF（自己）
自分に焦点を当て、転機を乗り越えるための内面的な資質を探りましょう。
＜ポイント＞
1）変化に対して立ち向かうタイプであるか、圧倒されるタイプであるか
2）変化に直面したときにそれをコントロールできると思うか
3）自分の知識、技術、経験はどのようなものであるか
4）他の仕事に変わる可能性を高める自分の知識、技術、経験はどのようなものであるか

SUPPORTS（支援）
転機に対してどのような支援を、どの程度受けることができるのか、可能性を検討しましょう。
＜ポイント＞
1）自分が必要とする支援を他人から得ることができるか
2）友人や家族からの支援は得られるか
3）現在の自分を支援するシステムは、今回の転機により無力化したか
4）職を失った場合、次の仕事を得るためのネットワークはあるか
5）職業に関する再訓練を受けるための時間、資金などはあるか

STRATEGIES（戦略）
状況、自己、支援を把握したうえで、転機を乗り越えるための戦略を立案、評価しましょう。
＜ポイント＞
1）転機の持つ意味を変えようとしたか
2）ストレスへの対応を行っているか
3）目の前の課題に応じて戦略を変えることができるか

　シュロスバーグは、転機によりつくられた状況の分析、それに対する自己の感情の理解、外部支援の有無、そして、最後に転機を乗り越えるための戦略を考え、最後に「転機による変化を受け止める」ことが重要と考えました。

Column 5

　経験年数15年、39歳、男性の理学療法士Eさんは回復期リハビリテーション病棟に勤務しています。しかし、最近、業績悪化による病棟閉鎖に伴い、訪問リハビリテーション部門への異動を命じられました。

　Eさんは、回復期リハビリテーション病棟で働くことを希望して就職したのですが、訪問リハビリテーション部門へ異動になったことから、経営者や上司に対して怒りの感情を持っていました。しかし、時間の経過とともに落ち着いて考えると、回復期リハビリテーション病棟の業績悪化は、働いていた自分にも責任があったかもしれないし、さらに訪問リハビリテーション部門で働くことは、地域包括ケアシステムが推進される社会では大変有意義だと思うようになりました。

　ところが、自分には訪問リハビリテーションについての知識も経験も全くないことに気づきました。そこで、自身の外的な資源に目を向けると、親しい友人が訪問リハビリテーションに携わっていることを思い出し、また訪問リハビリテーションに関する様々なセミナーが開催されていることにも目がいきました。

　訪問リハビリテーションに携わることに対して意義を見いだせたことで、その後は、訪問リハビリテーションに詳しい友人に様々な相談をしたり、関連するセミナーにも積極的に参加しました。その結果、自身に生じた転機を受け入れることができ、訪問リハビリテーション部門に異動後も主体的に仕事に取り組んでいます。

　理学療法士Eさんの事例は、シュロスバーグの理論を用いることで、転機を段階的に乗り越えることができた事例です。

自分のキャリアをデザインしよう

事例④
医療機関に勤めている中間管理職セラピストのキャリア・サバイバル
ステップ 3　その 1　キャリアを自分の環境や利害関係者に適応させよう！（キャリア・サバイバル）

1）現在の自分の職務と役割は何か？

利害関係者	期待されている役割
病院長	質の高いリハビリテーションと適正な収益
事務長	施設基準維持のための離職率の低下
リハビリ部部長	部下の教育と質の高い臨床

2）自分を取りまく環境がどう変化するか？　影響

技術
リハビリテーション分野へのロボット技術の導入
経済
少子高齢化の影響で経済発展は厳しく、国の財務状況はさらに悪化する
政治
社会保障費圧縮のための医療・介護制度改革が行われる
社会文化
独居老人や老々介護が増えており、在宅生活が難しい方が増えている
勤める予定／勤めている職場の環境の変化
訪問リハビリテーションや通所リハビリテーションの事業を拡大していく予定

3）利害関係者の期待はどう変わるか？

ロボットや人工知能を用いたリハビリテーションの導入
在宅リハビリテーションの拡大
質の高いリハビリテーション
在宅支援ができる部下の育成

4）自分の職務と役割はどう変わるか？

新規のリハビリテーション技術の導入・管理
ICF に基づくリハビリテーションの展開
介護保険分野のリハビリテーションに対応できるセラピストの教育

5）職務に必要な技術、能力、価値観は何か？

新しいリハビリテーション技術の知識と技術
介護保険分野で求められるリハビリテーションの知識
教育力
管理者としての責任と自覚

6）必要な技術、能力、価値観をどう学習するか？

最先端リハビリテーションに関する学会参加
在宅リハビリテーションに関する研修会参加
マネジメントや教育に関する研修参加
他施設の管理者の人との交流

事例⑤
回復期リハビリテーション病棟から訪問リハビリテーションへ
急遽人事異動になった経験年数 15 年目の 39 歳の理学療法士
ステップ 3　その 2　人生の転機を乗り越えてキャリア形成しよう！（4-S モデル）

SITUATION（状況）
転機がもたらした状況が、自分にとってどのようなものなのかを評価しましょう。

1）この状況は予期されていたか
全く予想していなかった。
2）この状況はポジティブなのかネガティブなのか
ネガティブと捉えている。
3）この転機において自分は、開始・中間・終了のどの位置にいるか
この出来事は、転機の開始である。
4）自分が到達したい目標は何であるか
回復期リハビリテーション病棟で理学療法技術を極めることが目標であった。

SUPPORTS（支援）
転機に対してどのような支援を、どの程度受けることができるのか、可能性を検討しましょう。

1）自分が必要とする支援を他人から得ることができるか
訪問リハビリを行っている同期の理学療法士から支援が期待できる。
2）友人や家族からの支援は得られるか
妻はどのような状況でも応援してくれる。
3）現在の自分を支援するシステムは、今回の転機により無力化したか
無力化はしていない。むしろ、支援者がいることに気づいた。
4）職を失った場合、次の仕事を得るためのネットワークはあるか
転職可能なネットワークはあるので、特に職を失う心配はない。
5）職業に関する再訓練を受けるための時間、資金などはあるか
時間はあるが、資金は限られている。

SELF（自己）
自分に焦点を当て、転機を乗り越えるための内面的な資質を探りましょう。

1）変化に対して立ち向かうタイプであるか、圧倒されるタイプであるか
自分は変化にやや圧倒されるタイプと思う。
2）変化に直面したときにそれをコントロールできると思うか
今までの人生ではコントロールをしてきた。
3）自分の知識、技術、経験はどのようなものであるか
ADL の改善、痛みの軽減、福祉用具の提案、動作の予後予測などに自信がある。
4）他の仕事に変わる可能性を高める自分の知識、技術、経験はどのようなものであるか
5）で述べた知識・技術・経験は在宅分野でも活かすことはできる。
むしろ、在宅で活かすことでより利用者の生活を支援することができる。

STRATEGIES（戦略）
状況、自己、支援を把握したうえで、転機を乗り越えるための戦略を立案、評価しましょう。

1）転機の持つ意味を変えようとしたか
自身の培ってきた技術をさらに活かせる機会と捉えることができた。
2）ストレスへの対応を行っているか
当初は異動に対してストレスを感じたが、今は新たな挑戦と捉えてストレスが軽減した。
3）目の前の課題に応じて戦略を変えることができるか
同期の理学療法士、家族の支援、自身の今までの知識・技術・経験を資源として、訪問リハビリテーションの異動を自身のキャリアアップの機会として活かせる戦略に変更することができた。

≫ STEP 4

キャリアを実現するための方法を知ろう

ステップ1・2・3を通じて「自己概念」「パーソナリティータイプ」「キャリア・アンカー」「キャリア・サバイバル」「転機の乗り越え方」を学んできました。ここからは、「キャリア・デザイン」における中核的な知識や視点を与えてくれる方法を学んでゆきます。さらに、「キャリア・デザイン」を進展させ、望ましいキャリアを実現するための理論も紹介します。

6. 偶然の出来事をキャリアに積極的に活かす

スタンフォード大学のジョン・D・クランボルツは、偶然の出来事を積極的に生み出すことによりキャリアは発展するという「プランド・ハプンスタンス理論」を提唱しました[9]。

日本語では、「計画された偶発性理論」と訳されるこの理論の中核をなす考え方は、「個人のキャリアの8割は予想しない偶発的なことによって決定される」というものです。つまり、**人生における出会いや出来事のなかに自分の仕事や人生に大きな影響を与えるものを見つけ、それをキャリアに積極的に活かしていくという考え方です。**

環境変化の激しい時代にあっては、前もって計画したキャリアに固執することは避けたほうがよいでしょう。なぜなら、事前の計画に固執してしまうと、環境変化によって生じる様々な可能性を見捨てることになってしまうからです。新たな出会いや出来事に遭遇することで生じる様々な可能性を見いだすには、自分のしたいことだけでなく、行動の幅を大きく持つことです。

意味のある出会いや出来事は、待っていても起こるものではありません。仕事や人生の転機となる出会いや出来事と遭遇するためには、自ら積極的に行動する必要があるのです。研修会や交流会に参加する、新しい資格を取得する、新しい仕事に携わるといった行動は、自分の人生に意味のある出会いや出来事を起こす可能性が高いのです。そこで、出会った人や生じた出来事は偶然に起こったものですが、自分が行動したことによって生じたものです。つまり、偶然を計画することが重要なのです。

また、理学療法士・作業療法士として目標が不明確なまま悶々と働いても、キャリアの突破口は開けません。そういったときには、とにかく「動くこと」です。日常的な行動範囲を超えて、様々な人に出会ったり出来事に遭遇することで、日常生活では感じない感情が芽生えてくるでしょう。それにより自己概念も変化し、仕事や人生における新しい目標が生じる可能性があるのです。**キャリアを発展させるためには「とにかく動くこと」が重要です。**

クランボルツは、偶然の出会いや出来事を引き起こすためには次のスキルが必要と述べています。

①好奇心　新しい学びの機会を模索せよ
②持続性　失敗に負けずに努力し続けよ
③柔軟性　姿勢や状況を変えよ
④楽観性　新しい機会は必ずやってきて、それを自分のものにすることができると考える
⑤冒険心　結果がどうなるか見えない場合でも行動を起こせ

　この 5 つのスキルを活用できれば、仕事や人生を変える出会いや出来事が起こる可能性は高くなります。5 つのスキルのなかでも、国家資格により雇用が守られているという意識の強い理学療法士・作業療法士にとって、冒険心を持つことは非常に難しいことかもしれません。もっとも、冒険心とは「リスクを取る」ことですから、これは誰にとっても難しいことかもしれません。

　しかし、今の理学療法士・作業療法士を取り巻く環境を考えると、自らの未来を自らでつくらないことのほうが「リスクはより高い」といえるのです。環境変化が激しい時代だからこそ、リスクを恐れずに行動することが必要となります。

医療現場におけるキャリア・マネジメントの重要性——人材育成の視点から

　ある医療機関に新人理学療法士が就職しました。限られた人員で仕事を回している現場では、すぐにでも即戦力に鍛え上げたい期待の新人です。ところが、最初は意欲的だった新人ですが、だんだんと仕事への熱意を失っているようです。

　理由を聞いてみると、「自分はスポーツ領域で働くのが夢だった」「この医療機関では、高齢者の患者さんばかりで自分がやりたいこととは違う」と話すではありませんか。そして、ようやくひととおりの仕事を覚えた矢先に、今の職場では自分の望むキャリア・デザインができないと思った新人は、スポーツ選手の症例のある医療機関に転職してしまいました。

　どうしてこのようなことが起こってしまったのでしょうか。もう少し大局的に考えてみましょう。

1. 「エンプロイメンタビリティー」と「エンプロイアビリティー」

　医療・介護分野は労働集約型産業であり、事業活動の主要な部分を労働力に依存しているため、人件費比率が高くなる傾向があります。医療・介護分野において企業業績を上げるためには、労働者 1 人当たりの生産性を向上させることが必須です。地域包括ケアシステムが推進される社会では、様々な経営課題が医療機関や介護事業所に生じます。その経営課題を解決するのは、間違いなく人材なのです。したがって、**混沌とする医療・介護分野において生き残っていくためには、「人材育成」が大きなキーワードであることは間違いないでしょう。**

Column ❻

　経験年数 6 年、28 歳、女性の作業療法士 F さんは老人保健施設に勤務しています。しかし、最近は仕事の目標を見失っています。

　新人の頃は、作業療法に関する知識・技術の取得や利用者への作業療法の提供に情熱を持ちながら取り組めていましたが、最近は日々同じ仕事内容の繰り返しになっていることに気づきました。もともと、高齢者の自立支援に強く興味を持っていましたが、最近はその興味も失いつつありました。

　そんなある日、友人の作業療法士から高齢者の自立支援に関する研修会に誘われ、参加しました。すると、講師の話が大変興味深く、高齢者の自立支援に対して興味がふつふつと再燃してきました。そこで研修会終了後に、思い切ってその講師に高齢者の自立支援に興味がわいたことを話したところ、名刺をいただきました。

　次の日、名刺に記載されていたメールアドレスに、昨日の研修会のお礼を兼ねてメールを送付すると、先方より「高齢者の自立支援に関してわからないことがあれば、いつでもメールをください」との返信がありました。B さんは大変感激し、その後この講師の研修会に度々参加するようになりました。

　それからこの講師と B さんとの交流は深まり、講師から研修会やイベントの仕事を依頼されるようになりました。

　この事例は、事前にキャリアの計画はない場合であっても、研修会への参加、講師への挨拶、講師との交流を通じてキャリアが発展した例です。ひとつの行動を通じて偶然の出会いや出来事が生まれ、それによってもキャリアを発展させることができることを示しています。

　「人材育成」には、考えなければならないふたつのテーマ、「エンプロイメンタビリティー」と「エンプロイアビリティー」があります。それぞれの意味は次のとおりです。

「エンプロイメンタビリティー」：企業が優秀な人材を雇用し得る能力。企業が優秀な人材に選ばれる能力といえる。

「エンプロイアビリティー」：労働者が雇用されるための能力。労働者が優秀な企業に選ばれる能力といえる。

「エンプロイメンタビリティー」
企業が優秀な人材を雇用し得る能力という意味
企業が優秀な人材に選ばれる能力といえる

「エンプロイアビリティー」
労働者が雇用されるための能力という意味
労働者が優秀な企業に選ばれる能力といえる

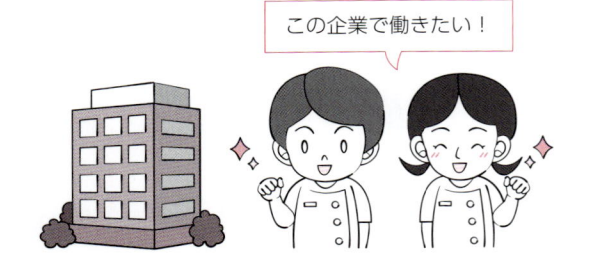

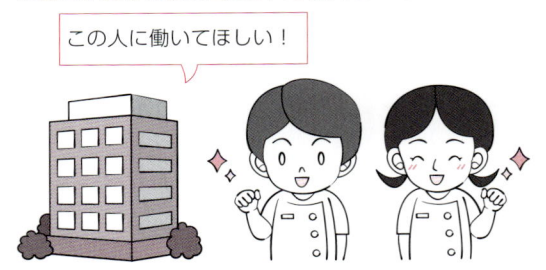

　そして、社会環境の変化により企業の業績が悪化すると、次のような傾向が強くなります。

企　業：業績改善のために優秀な人材を求める

労働者：自身の価値を認めてくれる企業を求める

　したがって、「エンプロイメンタビリティー」と「エンプロイアビリティー」の能力開発は企業と労働者の双方にとって重要な課題です。しかし、このふたつの概念は対立するものではなく、実は相互依存しています。

　現代は、労働者の「エンプロイアビリティー」への意識が高い時代といえます。そのため、企業が優秀な人材を雇用するには、労働者に対して「あなたの能力を高めることができる企業です！」という認識を持ってもらう必要があるのです。つまり、企業の「エンプロイメンタビリティー」を高めるためには、労働者の「エンプロイアビリティー」を切り離して考えることはできないのです。労働者の「エンプロイアビリティー」を高めることが可能だという認識を労働者に持ってもらうことで、優秀な労働者が企業に集まりやすくなります。

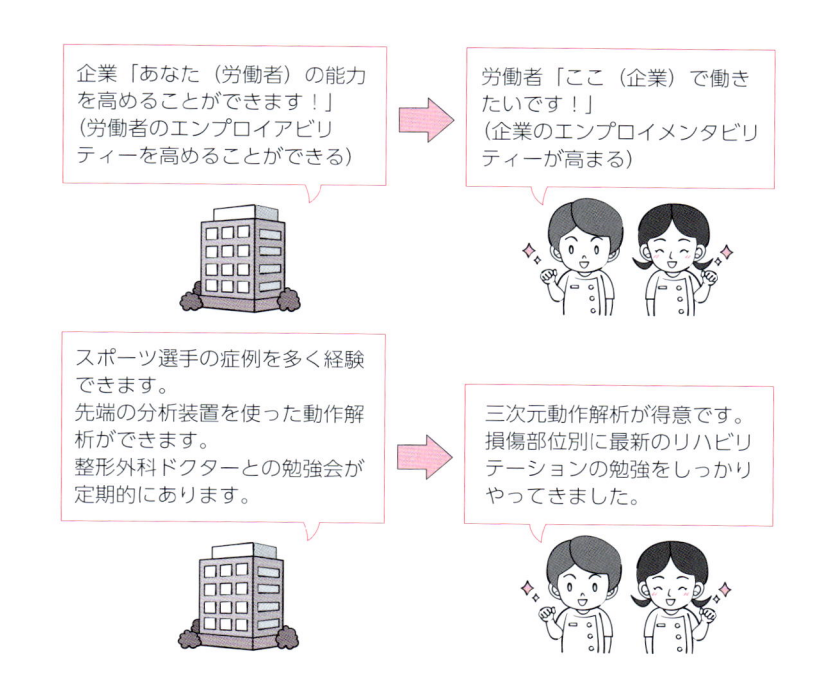

2. キャリア・マネジメント

　労働者の「エンプロイアビリティー」を高めていくためには、労働者へのキャリア・デザインを支援するための組織的なキャリア・マネジメントが必要です。キャリア・マネジメントにより労働者のキャリアを発展させることは、社会や企業の課題解決につながり、その結果、企業業績を向上させることが期待できます。

　従来、行われてきたキャリア・マネジメントとしては、年功序列の給与体系、人事考課制度、企業理念に基づく人材採用などがあります。しかし、大きな社会環境の変化が生じている現代において、これらの制度だけで企業業績を向上させていくことは困難になってきています。したがって、労働者の生産性の向上を図るためには、旧来の制度からいっそう踏み込んだキャリア・マネジメントが必要です。

　キャリア・マネジメントでは、本書で解説したような労働者の「自己概念」や「内的キャリア」に基づく仕事や人生の選択、利害関係者の期待に応える方法、人生の転機を乗り越える方法などについて教育・支援を行っていきます。

　その結果、労働者は「主体的に自分で選択した仕事や人生を歩みながらも、利害関係者の期待に応え、さらに様々な人生の転機を乗り越える」ことができるようになり、ひいては企業業績にも寄与することができるようになるでしょう。医療機関や介護事業所における理学療法士・作業療法士に対する「キャリア・マネジメント」には次のような取り組みがあります。

3.　求職者の自己概念と自社の理念や事業内容を擦り合わせる

　求職者の興味・関心・価値観などの自己概念と自社の理念や事業内容の適応を考え、採用の可否を判断します。例えば、採用面接時に、求職者の学生が「自分の夢であるスポーツ領域で仕事をしていきたい」という気持ちを話したとしましょう。しかし、その医療機関にはスポーツ選手の症例は全くおらず、今後もスポーツ傷害に関する診療をする予定がない場合は、この学生の採用は見送ることが賢明です。なぜならば、本人の自己概念を満たすことができない場合、その人の労働における生産性を上げることは困難だからです。

　理学療法士・作業療法士が不足している医療機関や介護事業所では、求職者の「自己概念」や「パーソナリティータイプ」と自社の業務内容の適応を全く気にせずに採用する傾向が強いようです。「どんな人でも採用して、採用してから仕事に関する教育をすればよい」という経営者もいますが、自己概念を満たすことができない教育は、本人にとってストレス以外の何物でもありません。

　このような採用をしている医療機関や介護事業所は、離職率が高いこと、職場の人間関係が悪いこと、事業そのものが停滞していることが少なくないようです。

4.　新人が専門性を学べるシステムを構築する

　理学療法士・作業療法士が社会に貢献していくためには、その専門性の確立は重要です。将来的に既存業務以外の様々な分野で働いていくにしても、理学療法士・作業療法士の専門性がアドバンテージとなる働き方をすべきでしょう。

　例えば、理学療法士が将来、地域連携室で働く場合、理学療法の高い専門性に基づき患者の病態、日常生活活動、予後予測、住環境について理解できていれば、連携業務の質は飛躍的に向上します。

　キャリア・マネジメントにおいては、理学療法士・作業療法士の将来的な仕事内容が変化しても、その専門性が大きな「エンプロイアビリティー」となることを前提とします。そのうえで、理学療法士・作業療法士の専門性を高めることができるシステムを構築することが重要です。

　筆者は、新人の段階と中堅〜ベテランの段階の2段階に分けた教育システムを推奨しています。新人のうちは理学療法士・作業療法士としての専門性を向上させるキャリアの垂直展開を行い、経験年数の増加とともに、様々なリハビリテーション関連領域の仕事を経験するキャリアの水平展開を行うというものです（**図3**）。

　キャリアの垂直展開と水平展開を行うことができれば、理学療法士・作業療法士としてハイキャリアに到達することができます。

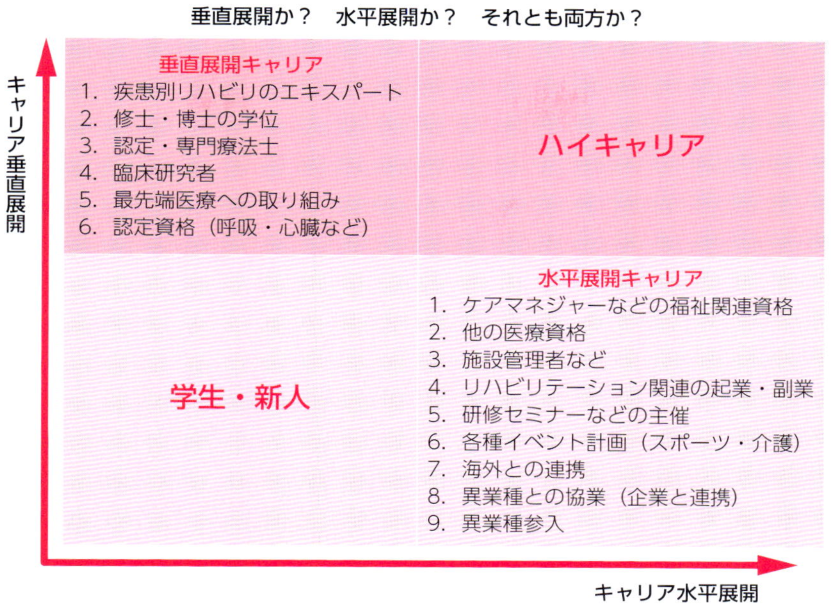

垂直展開か？　水平展開か？　それとも両方か？

図3　キャリアの垂直展開と水平展開

5.　定期的に自己概念を確認して人事の参考にする

　数年間勤務すると、理学療法士・作業療法士の興味・関心・価値観は変化してきます。一般的に「臨床家として取り組みたい領域が明確になってきた」、「地域連携に関する仕事がしたい」、「研究への興味がわいてきた」、「訪問リハビリテーションがしたい」、「組織をまとめることにやり甲斐がある」といった変化が多いようです。

　このような従業員の気持ちの変化を常に感じ取ることができれば、組織力強化にも役立てることができます。しかし、多くの医療機関や介護事業所では、理学療法士・作業療法士の自己概念を確認することを怠っているようです。

　人事面談においては、日頃の業務における反省や業務における目標などが話し合われ、本人の自己概念を丁寧に確認することや自己概念と自社の理念を擦り合わせることなどは全く行われていないのが現状です。

　人事面談では、本人の自己概念により重きを置いた面談を行うことが重要です。さらに、従業員の興味・関心・価値観を確認するために、定期的な面談だけでなく、自身の目標や将来の夢などを語るようなイベントを設けることも重要でしょう。そうした情報は、将来的な人事異動や昇進のための貴重な参考材料となります。

6. キャリア・デザイン教育を行う

　理学療法士・作業療法士は国家資格を有していることから、国家により雇用が保証されていると考えがちです。しかし、本書でも解説しているように、**これからの時代を生きる皆さんの雇用は、決して保証されたものではありません。今後は、キャリア・デザインを主体的に行った理学療法士・作業療法士が生き残る可能性が高いのです。**

　「漫然と働いていれば給料がもらえる」「いわれたことだけをしていれば、仕事はもらえる」「国家資格があるので仕事には困らない」などの意識を持つ理学療法士・作業療法士が多い職場ほど、生産性も企業業績も低下していきます。

　自ら理学療法士・作業療法士として「生き残る意識」を強く持つ従業員が多い組織は、理想的な組織といえます。そのためには、従業員に対して「キャリア・デザイン」に関する知識や実践に関する教育を行うことです。

　本書で解説してきたキャリア・デザインの手法を従業員が学習することにより、「国家資格を持っているから大丈夫」という甘い考えは捨て、自らが主体的に人生を切り開いていくことが期待できます。

　「キャリア・デザイン」教育は、「キャリアップして転職しよう」という低次元なものではありません。従業員の仕事や人生への主体性を高めることにより、仕事への生産性を高め、ひいては企業業績を向上させるという極めて高次元な取り組みです。定期的な面談、研修会、ゲストスピーカーの話などを活用して、キャリア・デザイン教育を行いましょう。

▌3 つのワーク・シフトで主体的に未来を築く

　ロンドン・ビジネススクール教授のリンダ・グラットンは、著書『ワーク・シフト』のなかで、"新しい働き方"を提唱しています[10]。

　2025 年に向けて、グローバル化、テクノロジーの変化、高齢化の進展、価値観の多様化、エネルギー問題の深刻化は顕著となり、私たちの働き方や生き方も大きな影響を受けます。

> グローバル化：24 時間働くことを要求される
> テクノロジーの変化：能力の低い労働者の職を奪う
> 高齢化の進展：医療制度や年金制度が脆弱になる、全国民の経済的な負担が増大する
> 価値観の多様化：人間関係を難しくし、人を孤立させる
> エネルギー問題の深刻化：エネルギーコストの高騰を招く

　このような劇的な社会の変化により、多くの人々が「多忙により多くの時間を失う」、「希薄な人間関係による耐え難い孤独にさいなまれる」、「雇用悪化や生活コストの上昇により、経済

表7　3つのワーク・シフト

ゼネラリスト	孤独な競争	大量消費
専門的技能を連続的に獲得する継続的スペシャリスト	協力して起こすイノベーション	情熱を傾けられる経験
・ニーズが高まりそうなジャンルと職種を予測する。 ・それについて高度な専門知識と技能を継続的に習得する。	・世界中にいる同志と集う。 ・お互いの専門技能と知能を切磋琢磨する。 ・問題解決や新しい創造へつなげる。	・高収入を得て大量消費するよりも、経験に価値を置く。 ・自分の価値観が満たされる働き方を望む。

的貧困に直面する」ことが予想されています。そうした状況を避け、主体的に未来を築くためには、「3つのワーク・シフト」（**表7**）が重要だとグラットンは述べています。

1.「ゼネラリスト」から「継続的スペシャリスト」へ

　未来の世界でニーズが高まりそうなジャンルと職種を予測して選び、それについて**高度な専門知識と技能を継続的に習得する**ことが重要です。なぜならば、2025年に向けて先進国では、ゼネラリストが不遇を受ける時代になっていくからです。

　広く浅い知識しか持っていない「ゼネラリスト（“なんでも屋”）」の最大のライバルは、テクノロジーや代替労働者です。例えば、診療報酬や介護報酬に関して知りたいとき、人に尋ねるよりも「Google」でインターネット検索したほうが、確実で多くの知識が得られます。したがって、単純な診療報酬や介護報酬の知識のみを用いて仕事をしている人は、IT技術によって生み出された「Google」というテクノロジーに仕事を奪われてしまうでしょう。

　また、今後さらにテクノロジーが進みロボットによる理学療法や作業療法が実現すれば、ロボットを超える技術を提供できなければ職を失うことになります。さらに、地域包括ケアシステムが推進される時代では、虚弱高齢者や要支援者などの軽度者のリハビリテーションは、社会保障費圧縮のため理学療法士や作業療法士以外の職種が携わっていく可能性が高いのです。つまり、ここでも代替労働者の出現によって働く場が失われていく可能性は高いといえます。

　したがって、**これからの時代では高度な専門知識と技能を身につけ、その他の分野にもどんどん挑戦し、テクノロジーや代替労働者に簡単に職を奪われない能力を身につけなければなりません。**

2.「セルフ・マーケティング」で生き残り

　そして、もうひとつ重要なことは、「継続的スペシャリスト」を目指しながらも、自分の能力を労働市場における取引相手に納得させる「セルフ・マーケティング」も実行しなければな

らないことでしょう。

　マーケティングとは、「サービスや商品を市場の取引相手に購入してもらい、その対価を得るためのすべての活動」です。ほどんどの理学療法士・作業療法士にとって、マーケティングは全く縁のないものでしょう。

　これまでは、既存の医療保険・介護保険を用いたリハビリテーションサービスにおいて、理学療法士・作業療法士が患者や利用者を担当するためには、医師の処方箋や介護支援専門員の居宅サービス計画が必要でした。つまり、理学療法士・作業療法士が患者や利用者のリハビリテーションを担当できるのは、医師や介護支援専門員のおかげであって、自らの努力で患者や利用者を獲得したのではないといっても過言ではありません。ですから、理学療法士・作業療法士にマーケティングが重要という意識が作用することはなかったのです。

　しかし、これからの時代においては「セルフ・マーケティング」をしなければ、厳しい労働市場では生き残っていくことができません。グラットンは、「セルフ・マーケティング」について次のような方法を提示しています。

＜自分の仕事の成果を宣伝し認知度を上げる＞（サイン）

　自分の仕事に刻印を押し、誰にでも自分の仕事であるとわかるようにしましょう。つまり、自分の仕事の成果を対外的に宣伝し、仕事を通じて自身の認知度を上げていくのです。

　学会発表、論文発表、出版物、研修会講師、ホームページ、ソーシャルネットワーキングサービス（SNS）、ブログ、動画配信などは自身の仕事の成果を対外的に発信できるツールです。特に、現代社会はインターネット環境が充実しており、多くの人が必要に応じてインターネット上の検索エンジンを利用します。したがって、検索エンジンで抽出されるように自身の仕事の成果をインターネット上に掲載しておくことは、「セルフ・マーケティング」を行ううえで重要です。

　「自分は脳血管障害患者のリハビリテーションが得意です」という理学療法士・作業療法士は多いでしょう。しかし、「脳血管障害へのリハビリテーションが得意です」と周囲に伝えても、具体的に何が得意なのかが伝わりません。たとえ、「脳血管障害患者の上肢の治療が得意です」と伝えても、どれくらい得意なのかが伝わらないのです。

　このような場合、その人が執筆した脳血管障害患者の上肢機能に関する論文、あるいは講師を担当している研修会テーマなどを、インターネットや紙面で知ることができれば、その人の仕事上の能力を理解することができ、かつ、その人の専門性への信頼度も向上するでしょう。

＜ギルドやネットワークに参加する＞（ジョイン）

　ギルド（同業組合）をつくり、所属しましょう。所属することでネットワークが生まれ、仕事の依頼や新規事業への参画が生じる可能性が高まります。ただし、仕事や新規事業参画の依頼が発生するためには、自身の能力を周囲に知らせておく必要があるため、先述した「自分の

仕事の成果を宣伝し認知度を上げる（サイン）」ことが重要となります。

＜様々なことを経験しスキルを磨く＞（デザイン）

　一方向だけの職業人生を歩むのではなく、時期に応じて様々な仕事や状況を経験するほうがひとりの人間としての可能性を高めます。精力的に仕事に打ち込む時期、長期休業して学業に専念する時期、趣味やボランティアに没頭する時期などを交互に経験し、仕事や人生におけるエネルギーや技能を高めていきましょう。仕事や人生の長期展望を持ち、長期間にわたり様々なことを経験し、仕事や人生を乗り越えていくためのスキルを磨くことが重要です。

3. 「孤独な競争」から「協力・イノベーション」へ

　世界中にいる同志と集い、お互いの専門技能と知識を切磋琢磨し、問題解決や新しい創造へつなげていきましょう。人間関係が希薄になっていく社会では、他者と協業して事をなすことが重要です。他者と組むことで、自分に足りない能力やスキルを補うことができ、物事のイノベーションが起こりやすくなるといえます。

　また、他者とつながることで自身の孤独感も解消され、人間としての充実感も生まれるでしょう。グラットンは、人的ネットワークには3つの形態があると考えています。

＜同じ志を持つ仲間＞（ポッセ）
- ・専門技能と信頼できる小人数グループで、招集が容易
- ・他人と協力する技能が豊か
- ・ウェブ上の付き合いであっても、うまくコミュニケーションができる

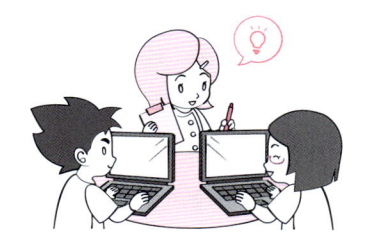

＜オンラインで築かれる世界規模のコミュニティー＞
（ビッグ・アイデアクラウド）
- ・メンバーの数と多様性が豊富で、自分と違うタイプの人が存在
- ・自分の人的ネットワークの外縁部にいる
- ・多くの場合は、友達の友達

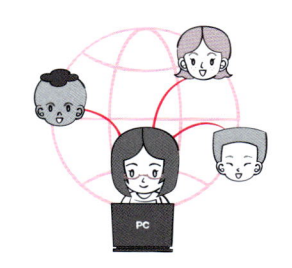

＜情緒面で安らぎを得るための存在＞（自己再生コミュニティー）
- ・プライベートの関係で、やすらぎや心の幸福を与えてくれる
- ・現実的な人間関係で共に食事をすることや冗談がいえる仲

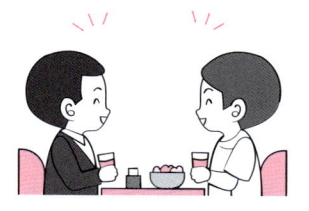

4.「大量消費」から「情熱を傾けられる経験」へ

　グラットンは、物質的に豊かになっている先進国では、高収入を得て大量消費するよりも、経験に価値を置く生き方を選ぶ人が増えると考えています。つまり、自己概念や内的キャリアがより満たされる社会になっていくということです。

　先進国の多くの人は、所得がこれ以上増えても幸福感は高まらないので、生き方や価値観のシフトが必要と考えています。よって、働くことで得られる充実した経験こそが、幸福感の牽引役となります。時間とエネルギーを仕事に吸い取られる人生ではなく、やり甲斐を味わえる人生にすることが大切です。

　「継続的スペシャリスト」、「協力して起こすイノベーション」、「情熱を傾けられる経験」について、主体的に取り組むことなく、何もせずに漫然と未来を迎えれば、非常に厳しい現実が待っているといえます。これら3つのワーク・シフトをすることで、自分自身の未来を自分でハンドリングできる可能性が高まるでしょう。

　理学療法士・作業療法士は、リハビリテーションを生業にしている職業です。患者や利用者の人生を支援し、より良い生活を実現することを専門としています。しかし、自分自身の人生について考えてみるとき、果たしてリハビリテーションができているといえるでしょうか？患者や利用者の自立支援をしているわりには、自分自身の人生を深刻に考えていないのではないでしょうか？

　激動の時代を迎えている理学療法士・作業療法士にとって、ワーク・シフトの考え方は大きな示唆を与えるでしょう。

参考文献

1) 厚生労働省．"キャリアコンサルティング"．厚生労働省ホームページ．
   http://www.mhlw.go.jp/stf/seisakunitsuite/bunya/koyou_roudou/shokugyounouryoku/career_formation/career_consulting/index.html，（参照 2016-12-26）．
2) 坂本理郎．キャリアカウンセラー養成講座　テキスト3　キャリアカウンセリングの理論．日本マンパワー，2014，p101．
3) 厚生労働省．"平成27年度「過労死等の労災補償状況」"．厚生労働省，2016，p15．
4) JoAnn Harris-Bowlsbey．キャリアカウンセラー養成講座　テキスト3　キャリアカウンセリングの理論．日本マンパワー，2014，p13-16．
5) JoAnn Harris-Bowlsbey．キャリアカウンセラー養成講座　テキスト3　キャリアカウンセリングの理論．日本マンパワー，2014，p31-40．
6) Schein EH．キャリア・アンカー―自分のほんとうの価値を発見しよう―．金井壽宏，訳．白桃書房，2003，p21-55．
7) Schein EH．キャリア・サバイバル―職務と役割の戦略的プラニング―．金井壽宏，訳．白桃書房，2003，p17-79．
8) Schlossberg NK．「選職社会」転機を活かせ．武田圭太，他監訳．日本マンパワー，2000，p10-30．
9) 田路則子，月岡　亮．キャリアデザイン．株式会社ライトワークス，監．ファーストプレス，2008，p79．
10) Gratton L．ワーク・シフト―孤独と貧困から自由になる働き方の未来図〈2025〉―．池村千秋，訳．プレジデント，2012，p229-372．

インタビュー①
リハビリテーションの効果を多くの人に伝えたい──臨床で活躍する理学療法士

西川正一郎 先生

「SOAP」方式で評価の結果を書けていない若手

──現在の仕事内容を教えてください。

現在、葛城病院で理学療法士として勤務し、主に管理業務を行っています。そこではコンピューターを使用して、リハビリテーション部の売り上げや提供医療の調整などを管理しています。

そのほかにも、リスクマネージメント委員会、回復期リハビリ病棟委員会、院内のデータ管理などの領域の仕事もしています。

リハビリテーション業務においては、急性期、回復期、維持期のどの領域においても、日々の業務をただやり過ごすのではなく、治療のアウトカムを検証しな

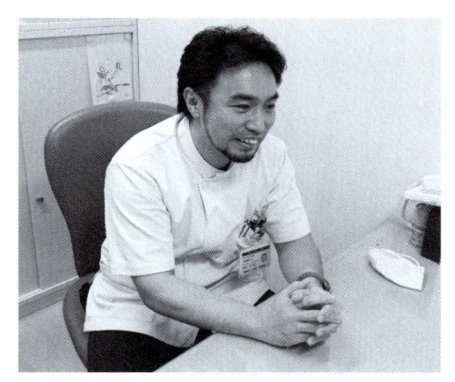

西川正一郎 先生

がら行うべきだと考えています。そのためには、患者さん個々の生きた情報をデータベース化していくことがとても重要です。

リハビリ職の仕事が与える影響力をスタッフ自身が認識するためには、仕事の成果を法人、病院、施設に示していくことは大切なことと感じています。手技・治療のエゴイストというのでは、これからの時代は通用しないと思います。そのことも、スタッフに向けた勉強会の場などで教育しつつ、研究や管理に役立てるようにしています。

──現在、臨床とはどのような関わり方をされているのでしょうか？

今は、1日に診る患者数は激減しています。理学療法士になりたてのときは、1日20人前後の患者さんを診ていたのですが、今では多くても5〜6人で、代診や休日出勤のときでも10人くらいです。

私は担当を持っていませんので、若い理学療法士の担当患者さんを代わりに診ることが多いのですが、診た後はその担当理学療法士にアドバイスをするようにしています。

──若い理学療法士にアドバイスや指導するときに、感じることはありますか？

　カルテの書式のひとつである Subject、Object、Assessment、Plan、いわゆる「SOAP」方式で評価の結果を書くことができていないと感じることがあります。

　私が回復期リハビリテーション病棟に従事し始めた頃は、看護師さんに「理学療法士・作業療法士さんがカルテに何を書いているのかわからない」といわれることがよくありました。それを改善するために努力してきた結果、最近では看護師さんもカルテ内容に理解を示してくれていると思います。しかし、今の若いセラピストは SOAP 方式に慣れていないのか、SOAP 方式でカルテを書くことに難しさを感じているような印象があります。

　また、今の若い理学療法士は機能的変化のみを診る傾向があって、視野が狭いです。患者さんの日常生活活動（ADL）が改善してきたとき、ケアしている方々に「この辺が変わりましたよ」と伝えるとよいのですが、なかなかできません。

　回復期リハビリテーション病棟で療法士の関わる時間はせいぜい 3 時間で、残りの 21 時間は主に看護師さんが関わります。ですから、その方々にどれだけの効果があったのかを伝えることはとても大切だと思います。

自衛隊志願から一転、理学療法士を志す

⇒あわせて読もう　「自身のパーソナリティータイプや内的キャリアを明確にする」（p.71）、「偶然の出来事をキャリアに積極的に活かす」（p.91）

──理学療法士を目指したきっかけは何ですか？

　父親は愛媛出身で、若い頃に愛媛から大阪に出てきてそのままこちらで暮らしてきました。私の祖母はひとりで愛媛に暮らしていたのですが、私が中学 3 年生のときにクモ膜下出血で倒れ、発見されたのが 3 日後でした。運よく生存できたのですが、脳障害が強く、意思疎通が難しい状態になりました。

　その後、祖母を介護するなかで理学療法士を知りました。麻痺があり、意思疎通も取れない人をどう治したらいいのか切り口がわからなかったものの、理学療法士がその改善に取り組む姿を見ていて、「自分もやってみたい」と思いました。

　しかし、高校を卒業するときは、人の役に立つ仕事として自衛隊の試験を受けました。受けたのですが、体の大きさや視力の低さがあって合格とはならず、それから 1 年の浪人生活を経て、理学療法士養成校を受け、晴れて合格となりました（笑）。

──やはり、おばあ様の介護のときの印象が強く残っていたのですか？

　私が高校 2 年生のとき、特養に入っていた祖母がお正月に家に戻ってきました。私が車いすごと家のなかに運び入れ、寝室のベッドに寝かせ、天井から胃ろうをぶら下げ、自分たちで

ジョイントなどもつなぎました。それは、自分にとってとてもセンセーショナルで、いい経験といえば、いい経験でした（笑）。

　当時、祖母の世話は家族でしていて、家族が最期を看取るというのはとても大変なことと感じました。理学療法士になってからも、様々な家庭の事情から在宅復帰が実現していない場面を多く見てきましたが、やはり大変だと思います。最後まで看取りたいという思いが強いご家族の場合には理学療法士として支援しますが、経済的な面と介護的な面との両方が備わっていないと、現実的には非常に難しいと思いますね。

患者さんを「任せたくなる」セラピストに

──管理業務や臨床指導以外で取り組まれていることがありましたら、教えてください。

　例えば、ケガをした患者さんを病棟に連れて行くとき、ほとんどのセラピストは連れて行った後で看護師に報告します。そうではなくて、患者さんがケガをした状況を判断して、まずは主治医に報告する。そして、その受けた指示内容を看護師に報告するというのが、正しい流れだと思います。

　セラピストとして理学療法の提供のみをしている方がほとんどだと思いますが、社会的責任を果たそうとしたときに安全性が担保されていなければ、医師も看護師もセラピストに患者を任せるのは嫌だと思います。

　その辺りの考え方が間違っているセラピストが多いです。

──安全管理に関しては、具体的にどのような取り組みをしているのですか？

　事故対応ということで考えると、ファーストエイドはセラピストの仕事の範疇です。その判断を間違えると、患者さんの容態は急変してしまいますから、ファーストエイドに関しての教育は当院でも実施しています。

　しかし、実際にファーストエイドが必要な場に遭遇すると、セラピストとしては急変対応以外に、状況判断能力も必要です。この状況判断が適切でないと上司にも報告はないですし、看護師にもよくわからない報告をしてしまいます。

　当院でのファーストエイドや状況判断についてのシミュレーション練習では、例えば患者さんが平行棒で転倒したときには、平行棒をまず移動させる、患者さんが痛がっていないのか、誰かを呼ばないといけないのか、重症であれば院内の救急コールを鳴らさないといけないのか、ストレッチャーを誰に頼まないといけないのか、などの状況確認の手順や判断の仕方について考える場としています。

　また、急変時の対応報告に関する研究にも取り組んでいます。

優先順位を決めて、多くのテーマに取り組む

⇒あわせて読もう 「キャリア・サバイバル」（p.82）、「偶然の出来事をキャリアに積極的に活かす」（p.91）

——現在、回復期リハビリテーション病棟のマネジメント、部下の臨床指導、安全管理など様々なことを実践されておられますね。それらに取り組むために、克服した課題などはありましたでしょうか？

　物事を進めるなかで優先順位をつけることが大事だと思います。経験4年目か5年目のときに通信大学のスクーリングに通いながら非常勤講師をやり、回復期リハビリ病棟の運営をし、さらに大学の試験や講義も担当しました。そのような状況のなかで、それぞれの期日のリマインダーを頭のなかでつくって、重大なことから先にやるようにしていました。その優先順位をつけることに四苦八苦しつつも、なんとかできていたという経験が今につながっているのだと思いますね。それがあったお陰で、物事の優先順位をつける能力も備わったと思います。

　また、うちの病院には13年前から電子カルテが導入されているのですが、電子カルテといってもそれに付随する機能はワードやエクセルです。ワードやエクセルで記録や評価の統計をとるときに、きれいなフォーマットにしておくと、整理に取られる時間を減らすことができます。それが、学会発表や研究作業にも役に立っています。

　以前は、学会発表の前になると、夜中の1時、2時まで残って文章を書いている有様でした。そこで、エクセルやワードといったPCソフトについても、作業速度を上げるようスキルを磨きました。そうすると、今までは1時間かかっていたスライドを5〜10分でつくれるようになり、画像を取り込んで加工することもできるようになりました。それだけで、人よりも1〜2時間は早く帰れるわけじゃないですか（笑）。さらにデータベースの構築までしていますので、表計算処理とか統計処理もかなり得意になりました。

「何でもできる」ことは希少価値になる

⇒あわせて読もう 「継続的スペシャリスト」（p.99）、「新人が専門性を学べるシステムを構築する」（p.96）

——今後の西川先生の働き方、生き方について教えていただけますか？

　私たちはサラリーマン理学療法士ですが、起業家ほどの危機感やさしたる向上心も持たずに日々の業務をこなすという生き方もあるでしょう。そうではなくて、いろいろなスキルを積極的に学んで、それらを日々の業務に活かしてゆく生き方もあると思います。

　社会の情勢が変わり、もし私が退職することになって、訪問リハビリやデイサービス、ス

ポーツ業界などの違う分野に参入できるだけの「スキルを持っていますか」といわれたとき、私は「持っています」といえます。理学療法士としてのスキルだけでなく、プラスアルファの技術や知識を身につけていけば、社会情勢に合わせたものを提供できるスキルを持つことが可能だと考えています。

例えば、私は嚥下に特にこだわって取り組んでいます。嚥下を扱っている理学療法士は療養型の職場に多いのですが、それは作業療法士、言語聴覚士が居ないためにやっている場合がほとんどです。

私が嚥下に取り組むようになったきっかけは、回復期リハビリテーション病棟を開設するときに、多職種共同での訓練時間を調整するなかで、言語聴覚士と関わりを持つようになったことでした。そうしたなかで、言語聴覚士が困っていた姿勢保持の分野に理学療法士として取り組むようになりました。

そのときに、有名な言語聴覚士の方に顧問として来ていただき、指導を受ける機会がありまして、姿勢や頸部のことを教えていただきました。指導していただいたことは非常に勉強になりました。

私は昔から頸部に興味があったので、その後、頸部アライメントの再現性に関する研究もしました。今は、自分が研究したことを院内のセラピストに伝えていくことが次の課題になっています。

——若手の指導・教育に当たる管理職としては、いかがですか？

当院は急性期、回復期、外来、訪問リハビリを４、５年目までにすべてを経験してもらう方針でやっています。全部経験すると旅立つ人もいるのですが、それでも全部できて当然と考えています。何でもできる理学療法士が少ない時代に変わりつつある昨今ですが、それを育む組織体制の確立がケアミックスの病院の意義だと考えます。

また、これから取り組んでいきたいこととしては、女性が働き続けていける環境づくりです。先ほどもいいましたように、当院では４、５年目で急性期、回復期、訪問リハビリを回るシステムなのですが、そのようなサイクルですと、女性は結婚などで退職したり、産休に入ることが多くなります。

しかし当院では、退職せずに産休から復帰する女性療法士がほとんどです。急性期、回復期、維持期をすべて経験した、スキルの高いセラピストの雇用を維持できるわけですから、組織としても雇用コストを低く抑えることができます。今後も、こうした環境を整備していきたいと思います。

毎年、理学療法士が１万人出てきたとして、セラピストの半分は女性ですから約5,000人は女性です。医療機関や理学療法士協会としても、女性セラピストの働き方について目標なり、方針を出しておくべきだと強く感じています。

——最後に、理学療法士・作業療法士を目指す学生や若い方にメッセージがあればお願いします。

　学生の方には、学生だからこそ感じられる世界、あるいは読み物などがたくさんありますので、それらを大いに味わってくださいといいたい。世の中の様々な事柄を知ってからこの業界に入ると、周りの業界の動きがわかりやすいですし、なにより"天狗"になりにくいです（笑）。

　それから最近は、「この病院で働きたい」というのではなく、「自分は実習でこれをやったから」、「この疾患が得意だからこの病院にしよう」といった進路の決め方をする学生が多くいます。そうした得意分野を持つことは大事なのですが、やはりある程度は広く、いろいろな疾患に対応できるセラピストのほうが将来的には成熟しやすいと思います。

　また、大学を卒業してから養成校に入学した理学療法士は、起業などに目が向きやすい傾向があります。しかし、起業の如何を問わず、5年くらいはしっかりと様々な疾患——整形外科疾患、中枢神経疾患、呼吸器疾患などを勉強して、対応できるようになるべきだと思います。

　起業すれば、社会情勢の変化によってより多くの疾患を診ないといけなくなる可能性が高いからです。ですから、理学療法士としてある程度オールマイティーじゃないとダメだと思います。

　私が若い頃のこの業界には、「4、5年目で辞めよう、他へ移ろう」という風潮がありました。ある程度この分野でやったから、あとは違う分野でという辞め方をする先輩方が多かったですね。しかし、私が実際にその時期になったときは回復期の専従を任され、管理をしないといけない立場で、「辞める」どころではありませんでした。

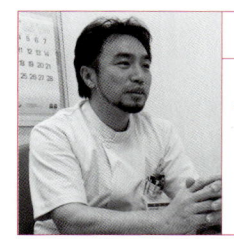

西川正一郎先生　略歴　　医療法人大植会葛城病院 リハビリテーション部 課長

　理学療法士として多能な能力を臨床場面に反映できる人物である。医療安全、摂食嚥下障害、住宅改修時の図面設計など理学療法の枠を超え、患者・利用者にリハビリテーションサービスを展開している。地域包括ケアシステムの推進により、質の高いジェネラリストが求められている。西川氏はまさに地域包括ケアシステムの時代で活躍できる、"理学療法士モデル"の先駆者である。平成29年時点で現役18年目。

インタビュー②
臨床の疑問を解決すべく、研究者の道へ──研究で活躍する理学療法士

松本浩実 先生

チームで精力的に研究活動する

──現在の仕事内容を教えてください。

　鳥取大学医学部附属病院で理学療法士として勤務し、主に急性期の整形外科疾患を中心に診ています。また、研究活動や教育活動にも注力し、若手理学療法士の研究をサポートしながら、自身の研究を進めています。研究については、病院内だけではなく、地域住民を対象としたコホート研究なども実施しています。特に運動器疾患に関する研究調査を3年前より実施し、現在では600人くらいの地域住民の方々にご協力をいただきながら、ロコモティブシンドロームや運動器疾患を起こしやすい人の特徴について調査をしています。

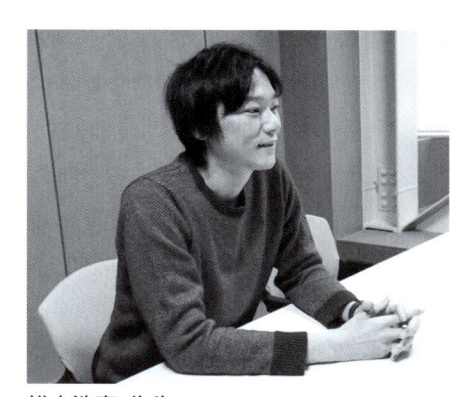

松本浩実 先生

　最近では、産学連携、医工連携にも力を入れ、工学部の先生方と連携し、ヘルスケアに関するソフトや介護用ロボットの開発を民間会社とともに進めています。

──様々な分野でご活躍されていますが、まずは病院における働き方について詳しく教えていただけますか？

　理学療法士としては、一般臨床業務を行っています。臨床に携わった当初は、脳卒中や人工関節の患者さんを診ていました。その後に大腿骨近位部骨折などの研究をしていたこともあり、大学病院に入ってからも高齢者で運動器疾患を持つ患者さんの担当を希望いたしました。

　人工関節や骨折の患者さんを担当しているなかで、退院後に転倒や再骨折などをする方が多くいらっしゃることに改めて気づかされました。その経験から、再発の原因について疑問を持つようになり、病院の患者さんだけを診ていてもその疑問は解決できないのではないかと考え、地域の現場に出て研究をしてみようと思うようになりました。

　そこで、体力が低いことや転倒する何らかの要因が再発につながると考え、研究を開始しました。具体的には、住民の方々への運動器に関する健診を行いながら、調査しています。その

なかから出てきた結果を広げ、さらに健診のやり方やノウハウなどを多くの方が利用できるようになれば、地域住民の運動機能を維持できるのではないかと考えています。この調査は、大学病院として学内の産学連携機構の支援をいただきながら行っています。

──かなり精力的に研究活動されていますね。

　研究に関しては、臨床で生じた疑問の最終地点として論文にすることが重要だと考えています。学術レベルの講演会では論文になっているデータを発表することが重要ですし、それを英語の論文にして影響力の強い雑誌に掲載されるレベルに仕上げたいと思っています。

　また、ヘルスケア関連企業の方々と連携するためには、自分たちの取り組みの成果を明確にしなければなりませんので、論文というかたちにすることは必須だと考えています。

──研究に関するサポートもしているとのことですが、具体的にどのようなことをされていますか？

　現在、鳥取大学大学院の修士課程の学生に運動器リハビリテーションや研究方法論に関しての講義をしています。また、鳥取県理学療法士会の会員向けに研究活動に関する教育を行っています。そこでは臨床の疑問を解決し、その内容を学会発表や論文にしていくための考え方や手法を教えています。会員のなかにはひとり職場、ふたり職場というところもあり、研究活動が難しい環境に身を置いている方もいますので、そのような方々に対しても研究方法について教えています。

　研究に関しては敷居が高いと思っている方が多いのですが、研究のルールや方法論を知ってしまえばそれほど難しいものではありません。論文にするのは難しくても、学会発表などから取り組めるようにお伝えしています。

同じ目標を持つ仲間と協力する

> ⇒あわせて読もう　「協力・イノベーション」(p.101)

──松本先生は、臨床、研究、教育、産学連携など様々な分野に取り組んでおられるのですね。多くの理学療法士・作業療法士にとっては、それはかなり難しいことのように思いますが、松本先生がいろいろなことに取り組める要因はどこにあるのでしょうか？

　ひとつには、仲間がたくさんいることが大きいと思います。当初は、ひとりでデータを集めたり、論文を書いたりしていたのですが、今は同じベクトルで取り組みに賛同してくれる仲間がいて、チームとして活動できています。最初の頃に比べると、私自身の負担も減っていますので、仲間やチームは私にとってありがたい存在です。

　そのチームはいくつかあって、各チームが分担をして活動しています。そのためもあって、

研究成果もみんなで出すことができています。

——チームを形成するための工夫やコツはありますか？

みなさんそれぞれにとって何かプラスになることが重要だと考えています。ですから、研究がしたい、論文を書きたいという人がいれば、チームの活動を通じて行ってもらうようにしています。チームのメンバーがハッピーになれる仕組みをつくることを意識しています。

もともと、私はあまり人づき合いが得意ではありませんでした。しかし、大学時代に野球部でキャプテンを経験し、前職でも中間管理職をしたことで「どうすればみんながついてきてくれるのか」、「自分に足りないものは何か」を考えるようになり、今に至っています。また人にも恵まれていて、私は運も良い人間だと思います（笑）。

目の前の患者さんだけでなく、多くの患者さんを救いたい

⇒あわせて読もう 「キャリア・アンカー」（p.72）

——大変多忙な生活をされておられますが、それを支えるモチベーションは何ですか？

現在、私は山陰地方の僻地で仕事をしていて、そこでは情報もなかなか入りません。そこで気がついたことは、人口が少ないがゆえの仲間のつくりやすさ、住民と行政との距離の近さでした。ここで共同して何かに取り組めるのではないか、臨床5年目辺りからそう考えるようになり、今では人口が少ないことを活かして、何かを発信できればと思っています。

就職した頃は、目の前の患者さんをよくすることに一生懸命でした。しかし、立ち止まって考えてみると、より多くの患者さんを救えることが重要で、そういう理学療法があってもいいのではないかと考えるようになりました。それが現在の私の大きなモチベーションになっていて、今は世界に向けた情報発信を目指しています。

また、研究者として世界に出るには、臨床だけではなく、英語で論文を書かなければなりませんし、セラピストとしても、研究者としても、日本で認知されなければなりません。そうなれるように、実は10年前に今後の人生50年間での達成目標計画を立て、今はその50年間の最初の10年間のプランを淡々と実行しています（笑）。

今のような働き方や生き方に対しては、いろいろな意見がありましたが、反骨心でやってきました。ときに失敗することもあるのですが、失敗をしたときのほうが学びは多いので、失敗しながらも前向きに続けています。

皆が Win-Win になれるよう、関係者の間を奔走

⇒あわせて読もう 「キャリア・サバイバル」（p.82）

──現在の働き方、生き方は並大抵のことではないと思います。そのなかで多くの課題があったのではないでしょうか？

　理学療法士として 8：30 から 17：00 まで仕事をしていますので、勤務中は研究、産学連携、教育について取り組む時間が取れません。そのため、休みを削って時間を確保しています。業務時間の問題に関しては、自身のみで決定できない場面もありますので、上司などとも相談しながら課題を解決しています。

　また、そのなかで意識していることは、家族を大切にするということです（笑）。妻と子供が 3 人いますので、時間を区切って隙間の時間で仕事をするようにしています。例えば、何時までに子供を保育園に送って、何時までに子供を寝かしつけて──といったスケジュールを組んで、時間のマネジメントをしています。

　スケジュールを組むことで、自分の時間をつくり出すことができるようになりました。出張の移動時なども時間を見つけては仕事をしています。土日は、半日は子どもたちの相手をして、その後は奥さんに子供を見てもらい、自分は仕事をすることで、お互いの負担が少なくなるようスケジュールを組んでいます。家族を放りっぱなしにはできませんから（笑）！

──病院を出て地域で研究するに当たっては、どのような課題がありましたか？

　研究や地域の活動に関しては、いろいろな課題があります。ひとつはお金です。病院のなかで研究をする場合、お金はそれほど大きな問題ではありませんが、地域での研究には相当なお金が必要です。そこで目を付けたのが、研究助成金です。私も民間で働いているときは知らなかったのですが、いろいろな財団が研究助成金を公募していて、その財団の意図に合った研究であれば、数百万円の助成金を受け取れることを知りました。

　そこで現在は、いろいろなところへ応募して資金を確保しています。また、大学病院というメリットもあり、学内の研究資金サポートを受けるかたちで協力スタッフの交通費などを確保しています。それでも研究は人、もの、金ですので、お金は大きな苦労の種になっていますね。

　また、地域で研究・調査をしているので、そこでも苦労がありました（笑）。地域での活動は自治体との共同事業となるので、健康福祉課に出向いて直談判で研究調査をしたいと交渉しました。私は当初、大学病院の職員が研究をしたいと行政に申し出れば研究は容易にできると考えておりましたが、これが甘かったです（笑）。大学の有名な教授が交渉すれば、行政もひとつ返事で許可を出したのかもしれませんが、臨床業務をしている私のようないち理学療法士では、すぐに受け入れていただけなかったという現実がありました。

　まず、行政との打ち合わせでは「理学療法とはどのような仕事なのか」から会話が始まり、

様々なディスカッションをして、われわれの調査がどのように役立つかを説明します。しかし、先方から「住民は研究調査のモルモットではない」とご指摘を受けることもありました。

そこで、研究・調査は、行政、住民にとっても意味のあるものでないといけないと感じ、交渉を通じて特定健診にプラスして運動器の健診を行うことになりました。そうした流れのなかで、研究者、行政、住民が Win-Win の関係を築くことが重要と感じました。事業も軌道に乗ってきた現在、3 年を経てようやく良い関係を築けてきていると思います。

理学療法士・作業療法士はもっと社会に貢献できる

──理学療法士を目指したきっかけは？

高校卒業時には、理学療法士になろうとは思っていませんでした（笑）。学校教員になりたいと思っていて、大学の教育学部に進学しました。そして教員採用試験を受けたのですが、採用までに至らず挫折してしまいました。

その後、アルバイト生活を数年間続けていたのですが、そんなときたまたま親戚から「理学療法士という社会から必要とされている仕事があるが、そのような仕事に就いてみるのはどうか？」と声をかけられました。そのことがきっかけで、実際に理学療法士の仕事を見学させていただき、大学で学んだことが活かせる仕事だと感じて、理学療法士の養成校に入学することにしました。

──学生生活はどのようなものでしたか？

4 年制の専門学校に通っていたのですが、正直、4 年生のはじめの頃までは、学校を卒業することだけを考えていたように思います。それが変わったきっかけは、実習で非常に良い先生と巡り会えたことでした。それから、この仕事に対して魅力を感じるようになりました。理学療法士として就職してからは、仕事の素晴らしさをより実感できるようになったといえます。

その先生は、自分の理想の理学療法士像とも重なり、素晴らしい方でした。

──今後の松本先生の働き方、生き方について教えていただけますか？

私は今年で 43 歳になります。仮に 60 歳で定年になるとして、後 17 年あります。そのうちの最後の 10 年間は、これまでやってきたことを外に伝える仕事をしたいと思っています。今からの 5 年、10 年間は、今やっていることを社会に残せるように質を上げていきたいですね。それが仕上がったら、皆さんにお伝えしたいと考えています。

──最後に理学療法士、作業療法士を目指す学生や若手の理学療法士・作業療法士にメッセージがあればお願いします。

私は、理学療法士になって 15 年になりますが、この仕事は素晴らしい仕事だと感じていま

す。人と向き合い、その方のパーソナリティーや背景を評価したうえで、治療や生活に介入できるのは理学療法士・作業療法士の最大のメリットだと思います。

　そのメリットを社会で最大限に活かすことができれば、さらに素晴らしい仕事になります。病院の患者さんだけではなく、地域住民の方々の生活や疾病の再発予防、公衆衛生などの国民全体への取り組み、さらに行政や地域包括支援センター、予防事業に関わっていくことができれば、さらなる社会貢献ができるのではないかと思います。是非、そのような可能性がリハビリ職種にあることを知っていただきたいですね。

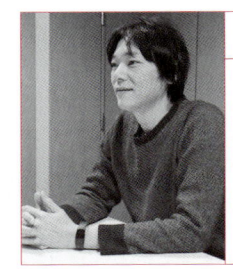

松本浩実先生　略歴	鳥取大学医学部附属病院 リハビリテーション部

　大学病院リハビリテーション部に勤務し、臨床に携わりながら、介護予防に関する研究にも精力的に取り組む。介護予防を実践する地域住民から様々なデータを収集し、介護予防の効果を科学的に検証している。その取り組みが評価され、公益財団法人運動器の 10 年・日本協会主催「平成 27 年度・運動器の 10 年奨励賞」を受賞された。臨床と研究を融合させ、介護予防の有効な方法を科学的に検証する姿は、社会課題が多い現代の研究者としての新たなロールモデルを提示している。平成 29 年時点で現役 15 年目。

インタビュー③
最も心を砕いたのは「人の問題」
——起業で活躍する作業療法士

津﨑武志 先生

経営効率化を目指し、改革中

——現在の仕事内容を教えてください。

デイサービス・訪問看護の経営をしています。人手が不足したときには現場のフォローなどもしていますが、基本的には現場は職員がしっかりとやってくれています。ですので、現在は全般的な事業所の管理運営と新規事業の立ち上げなどが業務の中心になっています。

仕事のなかで一番心を砕いているのは、人の問題です。経営を始めた頃から人の問題には悩んできました。職員に対して何かいわなければならないことがあっても、強くいうと辞めてしまうことがあった

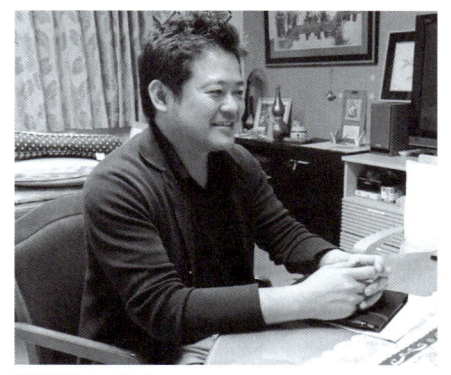

津﨑武志 先生

り——。職員に辞められてしまうと、事業が止まってしまいますので、なかなか強くいえなくなってきます。

一方で、人数が増えてくればくるほど、人間関係が複雑になってきて、職場ルールなどでトラブルが起こりやすくなります。

また若い世代の女性も働いていて、子育てをしている人もいます。ですから、勉強会や旅行などの強制参加は難しいですし、その点を配慮しながら組織として一体感を持たせることに苦労しています。

ただ、以前と比較すると、今は中間の役割のスタッフがいて、彼らがスタッフの悩んでいることを聞いてあげて改善に取り組んでいます。

——介護事業において利益を上げていくことは簡単ではないと思いますが、その辺りの苦労などありましたら教えてください。

起業したばかりの頃は、利益構造がわかっていませんでした。最初は、リスク管理や情報共有、事故の防止などを考え、常勤者ばかりでやっていました。

しかし、そうなると人件費など固定費がかなり高くなってしまい、借り入れをしないとやっ

ていけない状況になっていました（笑）。一度この流れを変えないといけないと考え、現在は経営の効率化を図っているところです。

パート職員の採用も始めましたし、給与においては金銭的なインセンティブを設定することで、効率化に関しては結果が出てきています。

このような改革をするのは、正直怖かったです。それまでにもいろいろありましたが、それなりに経営ができていましたので、その成功体験から脱却することへの恐怖がありました。

また、パート職員を増やすことや、それにより常勤者がどのように思うかなどの怖さもありました。しかし、この業界は利益だけを追求するのではなく、働く職員が利用者に「ありがとう」といわれ、その結果として利益が発生することが大切と考えています。そこのさじ加減に気を使っています。

「作業療法士」の視点で、生き残りを図る

──新規事業も始められたと伺いましたが、そのことについて教えていただけますか？

今後、この業界のサービス単価が上がっていくことは厳しいと考えています。デイサービスの介護報酬改定はかなり厳しいです。訪問看護ステーションでも、リハビリテーション職だけが利益を確保することは難しくなっていくと思います。しかし、常勤職員もたくさんいますので、給料を下げるわけにはいきません。

そのような状況のなかで、同じ業界やその他の業界でシナジー効果が高いものはないかと探していました。もともと自分は建築業界で働いていたことがあり、不動産や住宅改修などは介護業界との親和性が高いと思っていました。

そこで思い立って、高齢者の方の介護サービスに伴って、高齢者の方の住み替えニーズなどにも対応できれば、新しい掘り起こしができると考えたのですが、不動産の資格試験に落ちてしまって（笑）、今回は断念せざるを得ませんでした。

その後、大学院でチェーンストアの講義を受けたときに、フランチャイズの考え方に触れました。教授にフランチャイズのことをもう少し聞きたいとお話したところ、生活支援をする「ベンリー」という企業のことを教えられました。

それですぐに説明会にいってみると、「ベンリー」には医療法人やホームセンターなども加盟していることを知りました。

そこで考えたことは、うちは高所得層が多く住んでいる地域で事業をしていますので、地域に住んでいる方々の困り事に対応するだけでも、かなりの仕事量が発生するだろうということでした。また、「ベンリー」のサービスは、高齢者だけでなく共働き世代などにも関わることができます。困りごとをワンストップで受けるという枠組みがあれば、医療や介護の相談ごとは弊社が対応できますので、シナジー効果が生まれると考えました。さらに「ベンリー」の研修システムは非常に良質と感じましたので、「ベンリー」に加盟することに決めました。

　厚生労働省が出している『地域包括ケアシステム構築に向けた公的保険外サービスの参考事例集』という冊子に「ベンリー」も載っています。弊社としては、「ベンリー」としての店舗数を増やしていきたいと考えています。

——ベンリーのような事業に参入するという発想には作業療法士としての視点があるように感じますが、その辺りはいかがでしょうか？

　私はもともと、精神科病院で働いていて、一般病院のリハビリテーションという業務とは違って、就労支援や生活支援が中心でした。不動産にしても住宅改修にしても、環境を変えて生活を支援することにつながると思います。生活ができないから施設に入ればよいのではなく、支援者や周囲のサポートにより生活が継続できることが大切だと思います。この点に関しては、作業療法士の考えが生かされていると思います。

　また、どのサービスもボランティアでやってはだめで、お金をいただいてやるべきと考えています。そうすることで、サポートする側に責任が発生します。

——その他、活動していることがあれば教えてください。

　地域の連絡協議会などのコミュニティーへの参加を積極的に行っています。この地域で介護事業所としてのブランドを高めていきたいと考えていますので、様々なところに介護事業所の名前を露出させて、知ってもらうことの努力をしています。

　会合に出れば、様々な情報が入ります。西宮市の ICT（Information and Communication Technology）部会にも参加していますが、そこでは国の施策などの情報が入ってきます。私以外の職員も様々な会に参加しており、そのような場でもしっかりと活躍してもらうようにしています。そうすることで、事業所の知名度は上がりますし、また事業に必要な情報も入ってきます。

建築会社からの転職、起業、そして MBA

⇒あわせて読もう　「偶然の出来事をキャリアに積極的に活かす」（p.91）

——作業療法士を目指したきっかけはどのようなことでしたか？

　私はもともと、建築業界で働いていました。あるとき、看護師の母親に「建築業界は厳しいし、医療業界とかいいよね」と、愚痴をこぼしたことがありました。そうしたら、次の日には母親が人脈を使って、ある病院に「息子を雇ってほしい」とお願いしていました。

　そんなことで見学にいくと、看護部長から「いつから働いてくれるの？」という展開になりまして、さらに「1 年勤務したら、正看護師か作業療法士の養成校への推薦状を書いてあげる」ともいわれて（笑）、転職することになりました。

　それでその病院に看護助手として就職したのですが、1年になる前に自分を試すつもりである専門学校を受験したのですが、受かってしまいまして（笑）。

　病院で働いているとき、作業療法士の働く姿を見て、おもしろそうだと思っていました。実際に作業療法士として働くようになると、「これはまさに天職だ」と感じるようになりました。患者さんの離床を促して、みんなで作業をしているときは本当に楽しかったです。

　しかし、数年経験すると様々な疑問を抱くようになりました。勉強会への参加や上司といろいろと話すようになると、作業療法の在り方について考えるようになりました。また、作業療法士としての技術力不足も痛感し、焦りを感じるようになりました。チェーンソーを使うのはうまいが、ほかの技術は何もないと（笑）。

　そのような想いから、このままではいけないと思い立ち、もともと地域への志向が強かったこともあって介護事業所を開設して利用者の生活支援をしていきたいと考えるようになりました。

──今のような働き方や生き方は、以前から計画を立てていたものでしょうか？　それとも、偶発的に行動してきた結果なのでしょうか？

　行動した結果に従ってきたら、このような働き方になりました（笑）。今も西宮市の通所系の協議会に参加しているのですが、そこでたくさんの仕事や課題を与えられ、それをひとつひとつこなしていると、ほかの仕事もお願いされるようになりました。

　私はもともと好奇心旺盛で、学生時代もバックパックで日本中を放浪したり、いきなりMBA（経営学修士コース）にチャレンジしたりするところも変わっていますよね（笑）。昔から自分のテーマは「何が起きても対処する」ことなので、自然とお願いされることも多いのだと思います（笑）。

多様な視点を持って "稼ぐ経営" を目指す

⇒あわせて読もう　「医療現場におけるキャリア・マネジメントの重要性」（p.92）

──今後の働き方や生き方について、お話しいただけますか？

　私がひとりでできることは限られていますので、人材育成は重要と考えています。事業を拡大したときには、新しい社長や管理的な仕事ができる人を養成していきたいです。

　人材育成を行っていくためには、作業療法士としての価値観のみで人を判断するのではなく、多様な視点が必要と考えています。MBAには、いろいろな年代の方や業種の方がいて、そこでのディスカッションは本当に楽しいものでした。多様な意見が聞けましたし、周りと話すことで、自分の業界の立ち位置を客観視することができるようになりました。経営セミナーなどに参加して感化されても、現場では使えないものが多いのですが、ここでのディスカッションを通じて自分の考えを研ぎ澄ましていくことができるようになったと考えています。

　また、規模は力だと考えていますので、経営規模を大きくし、人も増やしていきたいです。税理士からは止められていますが（笑）、人への投資をやめるつもりはないです。人を増やしながらも経営や運営効率を高めて、経営を安定させることは可能だと思いますので、そのための改革も同時に進めていきます。

　あと当初、自分は経営に関してはあまり知識がなく、良いことをしていれば、お金はついてくるという考えだけでやってきましたので（笑）、借金もかなりあります。それを返さなければなりませんし、もっと経営をよくするために内部留保を増やしていきたいという考えも強くなっています。

――最近は、起業を考えている理学療法士・作業療法士の方は多いと思います。起業に関してアドバイスがあればお願いします。

　自身が起業することで社会に貢献したいという強い思いはとても大切ですが、作業療法士・理学療法士という価値観や視点だけで経営や運営を見ている人は、起業家には向いていないと思います。作業療法士・理学療法士はあくまでも社会の歯車のひとつです。

　医療福祉・介護に関わる人は、一般的にいって、直接的にサービスを提供し、利用者から「ありがとう」といわれることに喜びを感じ、また、それを社会福祉だと感じています。

　一方、経営者としては「稼がないといけない」と強く考えています（笑）。先ほどお話したような"強い思い"のある人が活躍できる場を守っていくことや、人を雇い税金を払っていくことも社会貢献です。

――最後に、作業療法士・理学療法士を目指す学生や若手の方々にメッセージがあればお願いします。

　もっとマネジメント志向の人が出てきてほしいと考えています。技術をしっかり学んだうえでマネジメントを勉強し、社会貢献の在り方について考えてほしいと思います。大学院などには、若くてすごく優秀な人がたくさんいます。また、異業種の方も、医療福祉やソーシャルビジネスに参入してきますので、現状は厳しいかもしれませんが、そういう人たちとも戦っていける力を養ってほしいと思います。

　作業療法士・理学療法士としての基盤を大切にし、ビジネスの現場でもロジックをもって収益を上げていくようにしてほしいですね。

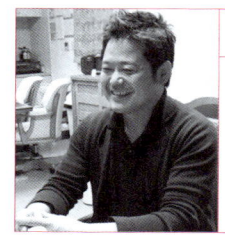

津﨑武志先生　略歴　株式会社 Sanctity 代表取締役

平成 22 年に株式会社 Sanctity を設立し、通所介護と訪問看護を運営。平成 28 年からは、生活支援に関する新規事業にも参入している。作業療法士だけでなく、精神保健福祉士、介護支援専門員、二級建築士、MBA（経営学修士）などの資格を有し、医療・介護・リハビリテーションをビジネスとして展開する視点は、セラピストの起業に求められるものであり、氏はその視点を確実に実行している。平成 29 年時点で現役 15 年目。

インタビュー④

地域の介護予防事業に取り組む
──教育で活躍する理学療法士

木村圭佑 先生

介護予防事業の委託ネットワークの構築

──現在の仕事内容を教えてください。

　現在は、200床以下の病院のリハビリテーション科と地域連携室の管理者として仕事をしています。理学療法士として患者さんを診るだけでなく、地域の介護予防事業にも関わっています。介護予防事業に関しては、行政などから依頼をいただいて講師や運営に関する助言をしています。

　地域連携室の管理者としては、回復期リハビリテーション病棟や療養病床がありますので、前方・後方連携業務をしています。また、病床のベッドコントロールなどにも関わっています。

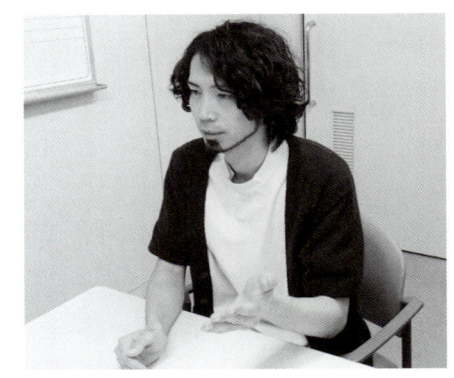

木村圭佑 先生

──地域の介護予防事業について、教えていただけますか？

　現在、松阪市は市の職員として理学療法士を雇用していません。市民病院には理学療法士が雇用されていますが、院内の業務に従事しています。行政として直営の地域包括支援センターはなく、5か所あるすべてのセンターを外部に委託しています。

　そのうち、自前でリハビリテーション関連職を雇用しているところが2か所です。したがって、残り3か所の地域包括支援センターは、外部の理学療法士に業務委託をしなければならない状況です。

　現在、私が地域のリハビリテーション関連職の任意団体を運営していますので、そのなかで介護予防事業に興味のあるセラピストに、地域包括支援センターからの業務委託の対応をお願いしています。

──「理学療法士や作業療法士が行政から介護予防事業の委託を受ける」のは、所属の医療機関の理解がないと難しいと思いますが、その点はいかがでしょうか？

　病院側からすれば、理学療法士を派遣すれば業務に支障が出ますので、病院側のメリットを

考える必要がありました。

医療機関が、地域に対して「回復期リハビリテーション病棟をやっていますよ」と発信するだけでは、地域から信頼を得ることは難しいと思います。そこで、病気やケガの発症前に住民に理学療法士が関わることで、病院の存在や名前を知ってもらうことは、病院の効果的なアピールになると経営幹部に訴えました。

居宅介護支援事業所も地域住民向けの健康相談会などをしていましたので、リハビリテーション部門でも同様の趣旨で行いたいということを訴えました。その結果、病院側の理解を得ることができました。

地域の患者さんが何に困っているのか？

⇒あわせて読もう 「協力・イノベーション」（p.101）、「キャリア・アンカー」（p.72）

——地域のリハビリテーション関連職の任意団体を取りまとめているとのことですが、その団体について教えていただけますか？

もともとは訪問リハビリテーションの連絡協議会としてスタートした団体でした。代表前任者がそれまで急性期病院に勤めていて、急性期から訪問リハビリに移ったときに利用者に関する情報や認識の格差があることに気づき、急性期を巻き込まないと訪問リハビリの連絡協議会はうまくいかないと考えていました。

そのため、会の発足から訪問リハビリの連絡協議会といいながらも、急性期病院のセラピストも巻き込んでいました（笑）。その後、訪問リハビリだけではなく、通所リハビリの関係者も入れていく方針となりまして、地域のあらゆるセラピストに会員として声をかけるようになりました。

現在は、その団体の前任者から引き継ぎ会長職をしています。連絡協議会の活動は病院や施設、少人数のリハビリテーション専門職を抱える事業所を交えて、研修会や実技講習会を企画しています。また、リハビリテーション専門職を多職種に知ってもらうために、他の専門職団体が主催する研修会の講師活動やデータ開示などの普及活動をしています。

教育に関しては、様々な領域、例えば自分が働いている場所以外の仕事内容や診療報酬、介護報酬の教育に取り組んでいます。ときには県内で活躍する有名な医師やリハビリテーション専門職を外部講師として招聘し、会員施設の質向上に努めています。最近では、大腿骨頸部骨折の連携パスについて、チェックシートや事例を用いて研修会を行いました。

松阪市には介護支援専門員協会、訪問看護連絡協議会などの松阪支部があります。リハビリテーション職だと各3職種の県士会やブロックが存在しますが、管轄する範囲が広過ぎて各地域の窓口として機能しにくい状況です。ですので、他団体と連携するためには、自分たちの連絡協議会が窓口となれるように意識しています。

　また、実態調査などもしており、行政などに情報を発信していく活動もしています。三重県では医師と看護師の人手不足はクローズアップされますが、リハビリテーション職の不足は注目されていませんので、情報発信することにより、地域に対するリハビリテーション職の啓蒙を行っています。

――連絡協議会と三重県理学療法士会との関係はどのようなものですか？　活動が重なる部分もあるかと思いますが。

　私が連絡協議会の会長職に就任した後に、三重県理学療法士協会の理事にもなりましたので、連絡協議会と県士会をつなげるよう意識しています。現在、県士会の学術局に属していて、新人教育プログラムや士会研修会、県士会では実施しにくい実技講習会に関わる一方で、研修内容について連絡協議会が実施しています。

　三重県理学療法士会の会員数は 1,200 人くらいですので、連絡協議会とも連携を図りながら活動を支援するのにほどよい環境と考えています（**図**）。

――養成校で講義なさっているとのことですが、そこでも地域を念頭に置いた啓蒙をなさっておられるのでしょうか？

　現在、ふたつのリハビリテーション養成校の教育に関与しています。ひとつは専門学校で、ここでは理学療法の講義を担当しています。もうひとつは大学で、そこでは社会福祉制度の講義を担当しています。

　大学では、1 年生の前期に社会保障制度などを教えているのですが、1 年生の彼らはなぜ社会保障について勉強するのかがわかりません（笑）。ですから、リハビリテーションと社会保障やその制度との関連を理解させることを重視しながら教えています。

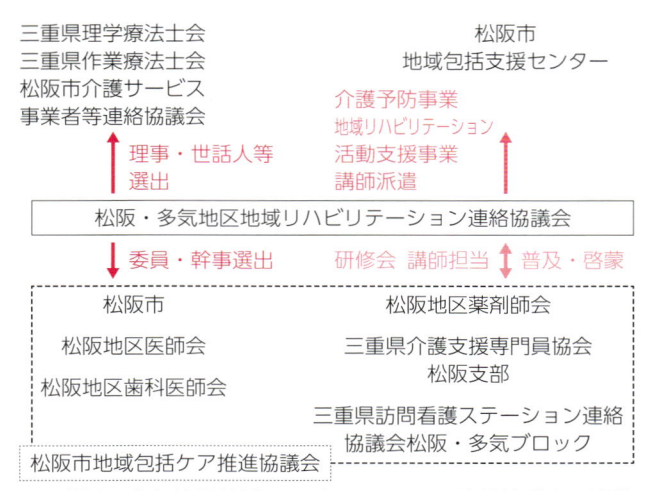

図　松阪・多気地区地域リハビリテーション連絡協議会の連携

　これは、リハビリテーション職に就いてから多くの方が困る分野です。身体障がい者サービスの申請などについて知識がない方が多いのが実情です。そういったことで困らないように、１年次に社会保障に興味を持ってもらうようにしています。

　工夫もなく社会保障の話を授業で行うと、学生は寝てしまう。多くの講師や教員はリハビリテーションと社会福祉をつなげて話すことができないために、学生は寝てしまうのです（笑）。社会福祉とリハビリテーションのつながりの具体例や、知らないことによって不幸になるのは患者さんや利用者さんだという話をすると、学生は食いついてきます。

　そのほかでは、日本福祉大学大学院で社会人に対して講義をしています。ここでは、リハビリテーションというよりは、保健・医療・福祉のマネジメントに関することについて講義することが多く、受講生には社会福祉士や介護支援専門員、NPO法人の方、弁護士などの司法福祉関係者、社会福祉協議会の方などがいます。地域づくりや児童や高齢者に対する虐待、貧困問題、昨今の医療・介護現場に対して学びたいという方が多いので、連携やマネジメントに関する教育に携わっています。

──木村先生は様々なことに取り組んでおられます。今のように、様々なことに取り組むようになった経緯はどのようなことですか？

　キャリアのスタート時から、地域に出ていたということが大きいと思います。最初にこの病院に勤めたときは療養病床と通所リハビリテーションしかなかったのですが、通所リハビリテーションというのに、リハビリテーションを強化しなくてよいのか、という疑問を抱いていました（笑）。

　また、訪問看護ステーションから訪問リハビリテーションに行っていたのですが、在宅や地域で生活している方が何に困っているのか、理学療法士が生活の何を変えられるのか、という疑問を持つようにもなりました。

　そうしたなかで、人が生きてゆくために必要なものや、地域で暮らすことの意味を知っていないと、理学療法の専門性を発揮することができないと思うようになりました。そして、理学療法という専門性を他の分野の方に理解をしてもらう必要性もあると考えるようにもなり、その結果、今の働き方につながってきたと思います。

　理学療法士として違うところに軸があるように見られがちですが、私としては理学療法士を軸としてその専門を生かしていこうとしているだけです。

まずは、自分のやりたいことを周囲に伝える

⇒あわせて読もう　「キャリア・サバイバル」（p.82）、「求職者の自己概念と自社の理念や事業内容を擦り合わせる」（p.96）

──今のような働き方をしていくうえでの課題はどのようなことでしたか？

　幸か不幸か、私が就職したときには先輩がひとりいただけで、同期は言語聴覚士しかいませんでした。今思えば、同期が言語聴覚士だったことは大きな転機でした。自分の専門性との違いがありますし、言語聴覚の分野に関わったことがありませんでしたので、言語聴覚士は何が不得意で、理学療法士は何が得意で、逆に言語聴覚士には何をお願いしなければいけないかということなどを学ぶことができました。

　また在宅介護のときには、介護支援専門員の人たちと一緒に仕事をしたのですが、そのときも多くを学ぶことができました。成功体験も、失敗体験も多く経験し、現在に至っています。

　今のような働き方をするうえで大きな課題となっていたのは、時間管理でした。理学療法士としては患者さんへの対応をしないといけませんし、ほかに様々な取り組みもしていましたので、その時間をどのように捻出するか悩みました。

　また、このような働き方を理解してくれる人は少なかったという障害もありました。当時、時間管理の解決方法を他の職種の方に相談をしていました。実は同じ専門職の方に、自分の話をしても私の働き方や考え方を理解してくれる方は少なくありませんでした。ですから、他の職種の方の知り合いのほうが多いくらいです（笑）。

──時間管理の工夫についてお考えをお聞かせいただけますか。

　自分の考えていることを直属の上司や先輩に伝えることで、行動の効率を上げられると考えていますし、そういうことを部下にも伝えています。自分がやりたいことを相手に伝えなければ、周りから助言ももらえないし、行動することもできないと思います。自分を管理している人に自分の考えを伝えることが重要です。今の若手の理学療法士・作業療法士はそのようなことがあまりできていないのではないでしょうか？　思いを伝えることで上司からいろいろな意見をもらうことができるでしょうから、行動しやすくなるかと思います。

　また、病院や組織がどこを目指しているのかを理解することは、行動の効率を上げていくことにつながります。言葉は悪いかもしれませんが、多くのリハビリテーション部門の管理者は、なんとなく管理者をやっており、病院や施設の方針などを理解せずに仕事をしていることが多いように思います。病院や組織がどのような方向性を目指しているかを理解してコミュニケーションをとっていけば、上層部の私たちへの対応も変わってくるはずです。

　最近、意識していることは、終わりの時間を決めることです。もっと若い頃にも臨床業務は19時まで、マネジメントのことは19時から始めるということでメリハリをつけていました。

また、一度決めたことはどんどんやっていき、成功や失敗を重ねるなかで効率化を図るようにもしています。一度決めたことはとにかく実践します。

生活を支援する専門家として、どんどん挑戦してほしい

⇒あわせて読もう 「過剰供給でセラピストが勝ち残れる働き方」（p.59）、「新人が専門性を学べるシステムを構築する」（p.96）

——理学療法士を目指したきっかけは何でしょうか？

中学生の頃にスポーツ漫画を読んでいまして、そこでトレーナーという存在を知りました。『Jドリーム』（作者：塀内夏子氏）という漫画のなかにトレーナーが準主役で出ていて、その仕事に興味を持つようになりました。そんなときに、父親から理学療法士の存在を教えられ、理学療法士という仕事にも興味を持つようになり、それで養成校への入学を目指しました。

——今後の生き方や働き方については、どのように考えておられますか？

地域で役立つ理学療法士になるためには、現状の養成校での教育だけでは不十分という印象があります。そうした不足の部分を補うには、地域や臨床現場の人間が養成校の教壇に立つことはとても意義あることと考えています。

ですから、私自身も現場の最前線にいながら教壇に立ち続けたいと考えています。教壇に立ち続けるためには、今の教育現場以外での仕事の立ち位置でも必要とされる存在になることが重要でしょう。"二足のわらじ"を履きつつ、双方で必要とされる人材であり続けたいと思っています。

また今後のことでいえば、理学療法士は医師や看護師などに比べて、地域で確保しやすくなるのではないかと思います。10年後、15年後の地域での実行部隊を想像すれば、リハビリテーション職が地域の医療・介護の質を担保できると思います。そのためには、各機関の管理者や役職者レベルの人と自分との関係を構築していきたいと考えています。そうすることで、将来にわたり地域で活躍できる人材を養成できると思います。

今後、これらを実践していくために、利他性や公平性が担保できる連絡協議会という立場を利用して、周囲からの評価をさらに得ていきたいと考えています。

また、医療・介護分野の人材について考えてみると、医療・介護分野の人と、一般企業の人には違いがあります。医療・介護分野だけで働いている人の専門性は素晴らしいのですが、人の生活や人生を支援するという点では足りない部分があるように思います。その足りない部分を私も補っていければと思います。

また、国家資格を持つということは、公共的な立場にあるということだと考えています。そして、その意味を常に考えて働くべきだと思います。地域包括ケアを考えたときに、幅広い活

動が必要となりますので、既成概念にとらわれずに自分の立ち位置を考えていきたいです。

——最後に、理学療法士・作業療法士を目指す学生や若い方々にメッセージをお願いします。

　これからの日本は、人類史上初めて経験する世の中になっていきます。誰も正解を持っていない世界になります。リハビリテーションのみならず、どのような産業においても正解はありません。車の業界でも、これほど車に乗らない人が増える世の中を経験するのは初めてです。リハビリテーションにおいてもいろいろなことが起きていて、今までのノウハウをアレンジしていくことやつなげることが必要になってくると思います。

　今の時点では答えがないかもしれませんが、それでもその答えを今から模索していく必要があります。狭いリハビリテーションの分野だけを学ぶのではなく、広い意味でのリハビリテーションを学ぶ必要があると考えています。

　そのなかに自分たちの専門性を見出すことで、世の中に多くの価値を創り出すことができるでしょうし、どんどん挑戦することを恐れず、失敗していくことで成長できるのだと思います。自分たちが一歩踏み出し、どんどん行動し、周りにもそのことを要求するべきです。1年目だから何かをやってはいけないという決まりはありません。上司と相談して自分のやりたいことを進めていけばよいと思います。

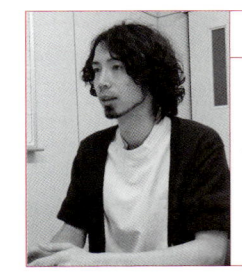

木村圭佑先生　略歴　医療法人松徳会花の丘病院 リハビリテーション科 課長

リハビリテーション部門を管理する立場にあり、50名前後のスタッフをまとめる傍ら、日本福祉大学大学院では実務家教員として「ケースメソッド演習」という授業のサポートを担当している。そのほか、勤務先所在地の二次保健医療圏では、リハビリテーション専門職の連携や教育を推進する任意団体の運営にも携わっている。地域包括ケアシステムが推進される時代にあって、地域連携に関する教育や実務を担える理学療法士は貴重であり、これからの時代に求められる人材である。平成29年時点で現役16年目。

挑戦を恐れず想いを実現する
——NPO法人で活躍する作業療法士

建木　健先生

臨床に出てからも "作業療法" を模索

——現在の仕事内容を教えてください。

現在は大学で教鞭を執るとともに、自ら立ち上げたNPO法人で福祉事業のマネジメント業務に携わっています。

NPOでは、高次脳機能障害の方の自立を支援する目的で、様々な活動をしています。具体的には、社会復帰を目的に個人に合ったプログラムを実施する「生活訓練・就労移行支援事業」、働くこと、働き続けることを目標に喫茶店などで実践的な就労訓練をする「就労継続支援事業」などを行っています。

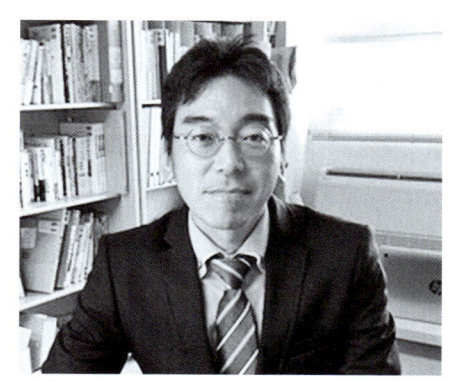

建木　健先生

そのほかの活動としては、就労している方も対象にした、職場外での "語れる場" "励まし合える場" "相談できる場" となるような集いの場も設けています。NPOを立ち上げてから6年が経ちますが、ようやく地域にも浸透してきたように思います。

——作業療法士を目指されたときは、まだ作業療法士の社会的認知度は低かったと思いますが、作業療法士についてはどれくらいご存知でしたか？

実のところ、よくわかっていませんでした。母親の影響もあって医療職を目指してはいましたが、どれでもよかったというのが実際のところです。ですから、義肢装具士、臨床工学技師、看護師、理学療法士、作業療法士と多くの養成校を受験しました。そのなかで、地理的条件と将来の有望性、それから面白そうで自分に合っていそうということで、作業療法士に進むことになりました。

養成校の2年目ころから、"作業" という考え方が面白いと思いましたし、作業が "治療の役に立つ" ということ、"セラピスト自身が媒介となって" といった言葉が心に響いて、そこに面白さを感じていました。ただ、"理学療法士とどこが違うか" ということについては、よくわかりませんでしたので、卒業してから「作業療法とは何か」を確立することには苦労しま

した（笑）。

　臨床に出てから3、4年はずっと迷っていました。例えば、日常生活活動（ADL）です。ちょうどそのころ "ADL主義" というか、ADLさえ改善すればいいといった風潮がありました。しかし、ADLを評価してそれが改善したとして、それがその人の人生にどう役立つのかが実感できずにいたわけです。

価値観を変えた恩師との出会い

⇒あわせて読もう　「プランド・ハプンスタンス理論」（p.91）

──迷われていた当時の気持ちを、どのようにして整理されたのでしょうか？

　そのころ、たまたま雑誌にカナダ作業遂行測定（COPM）が紹介されていたのを見て、その著者の方に連絡を取ったところ、「近くカナダから著名な先生が来日して講演する」ということをお聞きし、その先生の講演を聞く機会を得ました。

　その講演後に、講演者のバーバラ先生に、自分の疑問を投げかけてみました。そのとき教えていただいたことは、まずADLだけじゃなく、人を包括的に見るということでした。作業というのは、すべての人にとって、日常生活そのもの、生活全般です。車の運転もそうですし、仕事もそうですし、それを見ていかなければいけないということでした。

　もうひとつは、作業療法士は患者さんの人生においての点でしかない、とおっしゃったことです。「患者さんの人生を背負うのはあなたじゃなくて、ご本人」と。そういわれて、すごく楽になりました。

　自分はたかだが20代前半で、50代・60代の患者さんの人生をどこまで見ていかなければいけないのかと考えると、荷が重いと感じていましたから、「責任を負わなくていい」といわれて、本当に救われた思いでした。

　もうひとつ大事なことを教えていただいたのですが、それは、患者さんが自分の人生をどう構築していくかをセラピストが一緒になって、つまり "共同" 作業で考えていくということでした。今まで自分が行っていた作業療法は "与える" ものだったんですね。そして、それを与え続けなければいけないと思い込んで、気が重くなっていたんです。

──考え方が変化してから、臨床現場でも変わりましたか？

　そこからは、作業療法士としての価値観自体が大きく変わりました。今の若いセラピストは面接などをあまり重視しないですし、面接がセラピーだとも思っていませんが、COPMを使ってインタビューし、相手のお話をよく聞くようになりました。そして、人の背景や生い立ちなどをとても意識するようになりました。

　患者さんの文化・背景や文脈を知らないと、作業療法はできないですから、そのために面談

はとても大事です。それぞれの文化・背景や文脈を踏まえたうえで、患者さんと共に"歩く"というスタンスが、もっと広がっていってほしいと思いますね。

──臨床実習で自分の立ち位置がわからなくなっている人や、患者さんを抱え込んで辛くなっている人にとって、とても響く言葉だと思います。自分が目の前の患者さんとどう向き合うかが変わると、かける言葉もやることも変わってきますから。

　大きく変わりました。バーバラ先生に会わなければどうなっていたのかと思いますし、この出会いがなければカナダに留学することもなかったと思います。

　それと、この出会い後に考えたことは、日本の文化は実は単一ではないということです。カナダは多民族国家で、モザイクカルチャーですが、日本にもさまざまな地域があり、家族があり、その人の持っている文化・背景はみな違います。にもかかわらず、漠然と"日本文化"という枠でくくってしまい、面接でインタビューしながらも、誰もが同じような生活スタイルだろうと思い込んでしまっている自分がどこかにいました。

　それで、失敗したことがあります。当時50歳くらいの患者さんの担当になり、浴槽に入る訓練をしていたのですが、その患者さんはいつも浮かない顔でした。モチベーションの低い患者さんだと受け止めていましたが、あるとき、訓練を進めるなかでよくよく話しを聞いてみると、「普段はシャワーだけです」というのですね。そこで、ようやく自分の思い違いに気がつきました。これも文化の違いではないでしょうか。

　モチベーションが低い本当の理由は、作業そのものが"良くない"ことが原因だったわけです。学生にもこの失敗談をよく話します。

NPOで"環境"に焦点を当てた作業療法を実践

──NPO法人を立ち上げようと思われた経緯は、どのようなことですか？

　高次脳機能障害者独特の特徴だと思うのですが、居場所がないのは、今までのキャリアとかけ離れてしまった現状の受け入れ難さやギャップに対する葛藤あるいはプライドなど、様々な要因が複雑に絡み合っているのだと思います。

　今の就労施設の利用者は、ほとんどが発達障がいを持つ方か精神障がいを持つ方で、高次機能障害の方はとても少ないです。少ないがゆえに支援する側もやり方がわからず、良い関係が築けずに辞めてしまうケースは多く、最終的に引きこもり生活になってしまっているのが現状です。この状況をどうにかしたいと思ったことが、NPO法人を立ち上げた一番の理由でした。

　もともとは大学の授業の一環として、家族会に協力していただきながら、高次脳機能障害の方に大学に来ていただいて授業をしてもらうというプログラムを約3年間続けていました。そのなかで、家族や当事者の方から「自分たちの居場所がない」というお話をよく聞きましたので、共同研究として、空いている教室を利用して週1回、3か月のデイケアを始めました。

　10人の方が通っていらっしゃいましたが、3か月目に聞いてみますと、皆さん「続けたい」と。それで、さらに3か月続けることになって、それでもまだ「続けてほしい」という要望が強かったのですが、研究としては打ち切らなければならなくなりました。

　しかし、掘り起こしてしまった "ニーズ" をそのままにしておくわけにもいかず、NPOを始めることになりました。実は、3か月目頃からNPOのことは頭にあったのですが、行政側との調整に手間取って、事業を立ち上げるまでに時間がかかってしまいました。

——NPOでは何を目指されているのでしょうか？

　私にとってこのNPOは臨床現場そのものです。現在、自分が対象にしているのは、個人ではなく、高次脳機能障害の方々であり、そのような方々が参加できる場所をつくっていくことが自分のできる作業療法だと思い、関わっています。

　病院にいると、ICF（国際生活機能分類）の枠組みの「活動」や「参加」、「機能」などに焦点を当てて評価することが多いと思います。しかし、このCOPMモデルでは、ICFの一番大きな「環境」の部分に焦点を当てます。つまり、高次機能障害の方々を取り巻く「環境」のひとつとなっている、生活のなかでご自分が所属する組織自体を変えていくことが作業療法の手段となります。

　こうした取り組みは、それまでありませんでした。そこで、「必要とされているなら、つくりましょう」ということで、このNPOが始まりました。

　ここでも背中を押してくれたのは、カナダでした。高次脳機能障害の方々のどこに作業を見出せるのか考えてみたとき、カナダ発祥のCOPMモデルが思い浮かびました。

——NPOを始められたときは、その10人の方が通われることになったのですか？

　残念ながら、少し時間がかかってしまったこともあって半分にとどまりました。制度について知らなかったですし、福祉業界のルールも知らず、いろいろなところを駆けずり回り、徐々に新規の方も加わるようになりました。今、立ち上げてからようやく6年になりますが、浜松で「高次脳機能障害といったら、"大きな木"（施設の名称）さんです！」といっていただけるようになりました。

“ひと・もの・かね” をどう動かすか

——NPOを管理・運営するうえでの大変さはどのような点ですか？

　やはりNPOとはいっても企業ですから、走り続けるためにはお金が要ります。血液が流れなくなると、体は止まってしまいますので、毎年新しい何かを始めなければいけないということは常に考えています。

　以前、園芸療法の講座を受講したことがありました。そのときの講師の方が、福祉の世界は

"ひと・もの・かね"とおっしゃったのですが、今はその言葉の意味がよくわかります。その"ひと・もの・かね"をどう動かすかをしっかり考え、事業を継続させる必要があると感じています。

病院は黙っていても報酬が入ってきますが、NPOはそうではありません。どのくらいの利用者がいて、スタッフにどのくらいの賃金を払えるのかというところまでを考えないと、潰れてしまいます。第一、障がいを持った方が社会に出ていくための支援そのものができなくなってしまいます。

どうやったら、それなりの対価を支払ってでも対象者の方に来てもらえる場にできるのか、そのことを常に考えています。

——起業はそこが厳しいですね。かといって、ボランティアだと疲弊して続かないことが多いですよね。

そうですね。リハビリテーションのカリキュラムのなかにも、マネジメントは必須だと思います。今は地域包括支援システムもあり、社会にもっと出ていこうという流れになっていますので、人やお金についてのマネジメントを知らないと、やはり難しいですね。

——そうした知識は、病院で働いている人も知っていて損はないと思います。自分が患者さんに対してこれだけの成果を上げ、これだけの賃金をもらっている。そして、その責任をも実感できるはずです。

知らなければいけないことですね。海外ですと、保険は保険会社が払いますから、治療期間が決められていて、その間に成果を出さなければいけません。日本では、その辺の危機感がないですね。

そして、ここだけで終わることではありませんから、私たちは"点"の時点から、"点"を"線"に、"線"を"面"にする動きを始めなければいけないんですね。つまり、企業のネットワークや就労先を紹介してくださる人たちなど、そのコネクションがとても大切で、それを次へつなげていくことが課題です。

——浜松は、やりやすいところもあるのではないですか？

規模が小さいですからね。顔見知りになるくらい小さなネットワークで完結してしまっている部分はありますね。動きやすさはありますが、それだけで本当にいいのかという部分もあります。

設置する場所によっても違いがあると思います。私たちはお金もなくスタートしましたので、最初に設置したのは街中からは少し外れた所でした。しかし交通の便が悪く、第一、社会参加ができない所でした。ですから、次にはできるだけ駅の近くにつくることにしました。そうしますと、必ず駅を通りますから、何らかのかたちで社会的参加ができるじゃないですか。

帰りに買い物に行くとか、カラオケに行くとか。

　そして、喫茶店業務を始めたのも、作業の細分化ができること、作業の多様性もあるということで選びました。

　しかし、ここでも難しい問題を抱えています。というのは、福祉サービスとして、そして飲食サービスとしてそれぞれ別のお客さんを、スタッフは同時に抱えることになるわけです。例えば、利用者さんが就労の目的でここを動かしていると、食べに来たお客さんから、「料理が遅い」といわれることがよくあります。一方、飲食サービスをメインに考えてしまうと、就労訓練のほうが疎かになってしまいます。そして、こうしたなかで利益も出さないといけません。

　そこで、患者さんや対象者の方に直接支援するスタッフ、調理関係のスタッフ、どちらにも動けるスタッフに分けて、それぞれ分担して仕事ができるようにしています。味は負けないですよ。

"パラレルワーク" で視野を広げる

⇒あわせて読もう　「継続的スペシャリスト」（p.99）

——今後の働き方、生き方についてのお考えをお聞かせいただけますか？

　教育と経営の2足のわらじを履くことは、時間的制約があるなかで大変ではありますが、パラレルワーク（キャリア）を持つことは私にとって有意義です。これまでの業界とは違い、医療職を含め、企業や福祉などさまざまな人と出会えるチャンスをいただけました。

　また、現在のNPO活動は障がい者の就労支援であることから、人を雇用するということとはどういうことなのかを学びました。障がい者が企業に雇用されることの難しさを、身をもって理解できました。こういった経験が、本業である作業療法の可能性を広げる糧にもなっていると思います。

　まだまだ経営については素人ですので、経営についてはもっと学んでいければと思います。それによって、将来的には、診療報酬に頼らないかたちで社会から必要とされるビジネスモデルとして、作業療法が社会のなかに組み込まれるようになっていけばと、夢を抱いています。

——学生へのメッセージがあればお願いします。

　挑戦することを恐れないでください。自分自身の仕事への見方が確立されてきた時点で、やりたいことを口に出して仲間をみつけて動き出してみてください。そのときには、必ず何かを捨てなければいけない怖さがあると思います。それに立ち向かえるかどうかが、一歩上の段階に進む分かれ道だと思います。それは、自分自身だけではなく、作業療法士・理学療法士・言語聴覚士全体の職域を広げていくことに必ずつながっていきます。

　また、クライエントの"参加制限や活動の制約"をつくっているのは、担当セラピスト自身

である可能性を常に考えていてもらいたいです。リスクを回避するために何気なくかけている「歩いてはダメ！」、「働いてはダメ！」という言葉が制限をつくっている場合もあります。しかし社会のなかでは、歩くことも働くことも必要なことです。

　リスク管理をし、制限を設けることもときには大事ですが、ただ制限するのではなく、後ろ盾としてそばにいて、共にできることを増やしていくことも必要と思っています。私たちセラピストは、クライエントと共に新たな道を切り開いていくことが大切ではないかと思います。

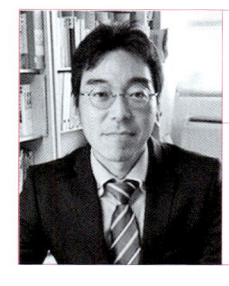

建木　健先生　略歴	聖隷クリストファー大学リハビリテーション学部作業療法学科　助教 NPO 法人えんしゅう生活支援 net　理事長
数々の病院、介護施設等の勤務を経て、平成 15 年より大学に勤務しながら、平成 23 年に NPO 法人えんしゅう生活支援 net を設立し、障がい者の通所施設を運営。平成 29 年より介護事業にも参入。医療・福祉・教育を柱にビジネスの視点を含め医療・福祉の在り方を学生たちに伝えている。平成 29 年時点で現役 22 年目。

インタビュー⑥

"思った通りにはならないが、やった通りにはなる"——マネジメントに力を注ぐ理学療法士

松山太士 先生

総勢100名のスタッフを取りまとめる

——現在の仕事内容を教えてください。

作業療法士・理学療法士・言語聴覚士を含めると、総勢約100名の総合リハビリセンターの部門長（技師長）として、主にマネジメント業務に携わっています。臨床現場では様々な問題が起こりますから、その解決や関係調整など、またサービスの質向上のための職員育成やその仕組みづくりなどです。

こうした業務を通じて、共に働くセラピストを間接的に支援し、成果を出すことが私の役割だと考えています。また、共に働いているセラピストが10年後あるいは20年後にも、やりがいと成長意欲を持って活

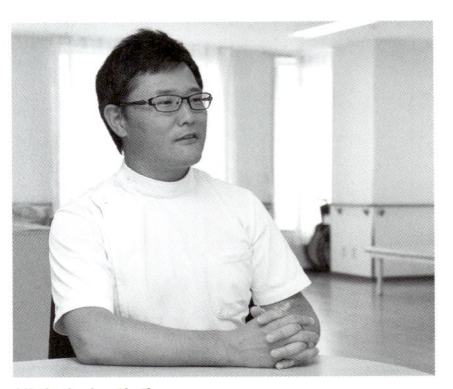

松山太士 先生

躍し続けることができる組織をつくることは、最重要課題だと思っています。今は、後輩たちの「活躍のフィールドづくり」を強く意識して仕事をしています。

私の勤務する病院では、急性期病棟から地域包括ケア病棟・回復期リハビリテーション病棟・療養病棟まで幅広い領域をカバーしています。加えて、在宅部門のうち通所リハビリテーション・通所介護・訪問リハビリテーション・訪問看護なども私の管轄範囲となります。

現在の医療介護は機能分化され、関連制度も異なることから幅広い知識が要求されますので、そのすべてを理解したうえで、今後の外部環境の変化を先読みし、組織を成長させることが私の仕事です。そのための情報収集は、仕事というより習慣となっています。

——総勢100名近くのスタッフをまとめる立場とのことですが、どのようにマネジメントしていらっしゃるのでしょうか？

組織のトップという立場は、周囲からのフィードバックが乏しくなりやすいです。自分のブレない軸が強固になればなるほど、周囲の意見に耳を貸すことが少なくなり、ややもすれば"裸の王様"になりかねません。私は、それが一番怖いことだと思っていましたので、一緒に働いている職員全員から1年に1回、無記名で私の評価をしてもらう「360度フィードバッ

ク」という仕組みを導入しました。

　評価はＳからＥまでの６段階で、Ｓ：尊敬している。自分自身の目標の人物である、Ａ：尊敬している。仕事にやりがいを感じさせてくれている、Ｂ：一緒に頑張れる、Ｃ：学ぶ点は多いが物足りなさがある、Ｄ：あまり期待していない、Ｅ：早くこの上司から離れたい、となっていて、厳しいフィードバックを毎年受けられる体制にしてあります。匿名ですから、リスクフリーで辛辣なコメントも書けます。

　この仕組みは、マネジャーとしての自分を見つめ直す貴重な機会となっています。

プレーヤーからマネジャーへ

⇒あわせて読もう　「内的キャリア」(p.63)、「キャリア・アンカー」(p.72)、「プランド・
　ハプンスタンス理論」(p.91)

──そもそも、どうして理学療法士を目指されるようになられたのでしょうか？

　高校卒業後、大学の商学部に入学したのですが、大学２年生の後半にさしかかった頃、初めて自分の将来について真剣に考えはじめるようになりました。しかし、いくら考えても自分が何をしたいのかわからずの状態で、唯一の手がかりは、中学の頃から変わらず持ち続けていた「人の役に立っていることが実感できる仕事をしたい」という想いでした。おそらく、自分の求めている仕事はこの言葉の延長上にあるのだろうと思っていました。

　そんなとき、看護師をしていた姉の話がきっかけで理学療法士という仕事を知りました。そして、病院で実際に働いている理学療法士を見て、自分の求めていたものを実現できるのはまさにこの仕事だと確信しました。それで、理学療法士になることを決意し、無事、理学療法士養成校に合格することができました。

──先生は複数の大学院にも進学され、臨床の現場から管理職へというステップを踏んでいらっしゃるそうですが、そこに至るまでに思い描いていたプランなどはあったのでしょうか？

　全く思い描いていません（笑）。臨床に出てから約10年間は、プレーヤーとしての理学療法士にやりがいを感じ、学会発表やリハビリテーション系大学院での研究を経て、自分自身のスキルアップを目指してきました。しかし、リハビリテーション系大学院を修了した直後に突如、部署のトップに昇格することになりました。

　この頃には総勢70名超の部署となっていましたので、この組織をどうまとめていけばよいのか、大きな不安と葛藤が生じました。当時、管理職の仕事を教えてくださる先輩や上司がいるわけでもなく、今までとは全く異なるスキルが求められることに、とても強い焦りや恐怖がありました。さりとて、そんな不安や葛藤を皆の前で見せるわけにもいかず、迷いながらも強がっていたように思います。

今の仕事は決して自ら望んだものではなかったわけですが、キャリアとは、自分が思っても みない方向へ行ったり来たりする——そんなものなんだと思います。

——突然違う領域に足を踏み入れることになり、大変なプレッシャーだったと思いますが、そ のなかでの不安や葛藤はどのように克服なさったのでしょうか？

マネジャーとしてキャリアを歩む覚悟を決めるまでには、いろいろな葛藤がありました。自 分から進んで部署長になったわけではないとはいえ、「中途半端な気持ちでやっていては皆に 迷惑がかかる。覚悟を決めて前を向いて進むしかないのでは !?」とか、「でも、よく考えたら 70 名超をマネジメントする理学療法士は、全国に何人もいないのでは？」とか、気持ちは 行ったり来たりしていました。

それでも、「まだ自分のキャリアは 30 年近くある。どうせやるなら、理学療法士という キャリアに加えて、マネジメントのスキルを習得すれば、人と違う独自のキャリアを歩むこと ができるかも？」と考えられるようなって、ようやくマネジャーというキャリアに対して前向 きに受け止められるようになりました。

——その後、経営学修士コース（MBA）に進学されたのですね。

管理職になった頃、あるビジネス書籍がきっかけで MBA と呼ばれる大学院の経営学修士 コースのことを知りました。そして、MBA は、研究論文を作成するアカデミックな大学院と は異なり、マネジャーや経営者としての実践的なスキルを学ぶところだと知って、「ここで学 べば間違いなく成長できる」と思いました。それで、グロービス経営大学院に飛び込むことに しました。

MBA の授業は、すべてディスカッションです。予習に何十時間もかけて自分の思考を整理 し、当日のクラスに挑む、超実践型の "道場" でした。ディスカッションの相手は、一流企業 のビジネスマンや経営者、弁護士や公認会計士、公務員や大学職員などなど。バックグラウン ドの全く異なる者同士でのディスカッションは、医療介護という狭い世界しか知らない私に とっては、毎回衝撃的でした。

自分の能力不足を何度も痛感し、数え切れないほどの挫折感を味わった 3 年間でもありまし た。しかし、ここでの経験を通して少しばかりタフになれたことと、リスクを恐れず行動する ことができるようになった気がします。人間は、悩んだり挫折したりすることで強くなるとい うことを実感しました。

自ら能動的に動いてキャリアを重ねる

⇒あわせて読もう 「継続的スペシャリスト」(p.99)

——急性期の病棟から地域ケアまで管轄するのは非常に大変なことと思いますが、仕事をするなかで意識や工夫していることはありますか?

　仕事をするうえでの心構えとして、ただ単に仕事をこなすのではなく、常に何かに挑戦していたいと思っています。最近の挑戦としては、リハビリテーション部門内にとどまらず、新病棟開設に向けてのワーキンググループ責任者や、リハビリテーション・デイサービスの企画・開設の責任者、病院の経営戦略作成なども任せていただきました。

　こうした仕事は上からの指示があったのではなく、自ら提案したものです。今の私の立ち位置は、やらなければならない定型業務が多くあるわけではなく、自ら能動的に動いて仕事（課題）を見つけては解決していくという働き方です。責任は重いですが、やりがいは大きい働き方だと思います。また、こうした意識で仕事をすることで、成長意欲を高く保つことができますし、将来のキャリア形成にもつながると思います。

——幅広い分野でご活動なされている先生からみて、医療のなかでリハビリテーション職にはどのような特色や役割があるでしょうか?

　他の職種より長けていると思うところは、患者さんを疾患で診るのではなく、その人個人、ひとりの人間として見る視点を持っているところですね。それは、そのまま今の医療全体に欠けている点であって、だからこそリハビリテーション職に求められている役割だと思います。

　うちの病院は急性期、回復期、在宅まで扱っていますが、そのなかで足りない部分や抜け落ちてしまう部分をリハビリテーション職が補っている印象を受けます。ですので、その育成も重要視してきました。

　その視点を病院全体に生かすことができれば、今は病棟別に分かれている組織を、全体の問題点を捉えたうえで横につなぐ役割を果たせるのではないかと思います。実際に病院では退院先やそのタイミングなどについて、看護師とともにリハビリテーション職も介入しています。特にご自宅に戻るときには、患者さんその人個人の生活を見る力というのは必要不可欠となりますので、リハビリテーション職特有の専門性を強く出せていると思います。

リハビリ視点からの社会貢献を目指す

——これからの将来をどのようにしたいと考えていらっしゃいますか?

　リハビリテーション＝全人的復権、すなわち年齢や障がいの有無にかかわらず、幸福な生活を送ること。それを支援するのが、私たちリハビリテーション専門職の仕事だと思っていま

す。これから未曾有の超高齢社会を迎える日本にとって、われわれの知識や技術はこの課題の解決に大きく貢献できると確信しています。外部環境の変化に合わせて、医療介護の創造と変革を進め、リハビリテーションの視点で具体的に社会貢献していくこと、これが私の志です。

　職業人としての基本的な思想は、今までもこれからも変わりません。しかし、それを実現するための手段・戦術は、社会の変化に合わせて柔軟に変えていく必要があります。過去の私は、自分の仕事の範囲を"理学療法"という枠に、知らず知らずのうちに限定し過ぎていたように思います。大学院や管理職昇格などの経験を経てからは、"理学療法"を"リハビリテーション"という枠にまで思考を拡げることができ、さらに今では"リハビリテーションの視点での社会貢献"という枠にまで、あるいはそれ以上に思考が拡がってきたように思います。

　過去の私と比較して、今の私は価値を生み出すための手段が増えました。理学療法士として目の前の患者さんに直接貢献するだけでなく、一緒に働く多くの理学療法士・作業療法士をとおして、間接的に患者さんに貢献するという手段を得ることができました。病院全体の仕組みづくりという手段、新規事業の創造という手段、他施設の理学療法士・自治体職員・地域住民らとともに地域づくりに貢献するという手段も活用できるようになりました。

　プレーヤーからマネジャーになったことで、社会に貢献するための手段が広がり、生み出せる付加価値が大きくなったといえるのかもしれません。「人の役に立っているということを実感できる仕事がしたい」という中学生の頃の志は、マネジャーになって一段高いレベルで実現できるようになりました。これからも、何かに挑戦し続けることで自分を高め、今まで以上に「人の役に立つことができた」と実感できるような仕事がしたいと思っています。

——マネジャーの立場としては、これからの構想は？

　理学療法士・作業療法士の方々は、私と同じようにプレーヤーからマネジャーになることへの不安や葛藤を抱える人も多いかもしれません。しかし、マネジャーとしての理学療法士の仕事は挑戦しがいのある面白い仕事です。自分自身の経験を基に、マネジャーとしての仕事の社会的意義ややり甲斐を伝え、「リハビリテーション×マネジメント」を一緒に実践してくれる人を増やしていきたいと思っています。

　他領域に目を向けると、看護領域では看護管理学会という学会が毎年開催され、学術誌も発行されています。看護管理学を専攻する大学院も存在します。リハビリテーション領域においても、今後はリハビリテーション管理学会の創設や、リハビリテーション管理学専攻の大学院コースなども必要とされる時代が来るように思います。このような未来を創造していく仕事に少しでも携わることができれば、非常にうれしいですね。

　これから、リハビリテーション部門に所属する職員数がさらに増加するところも多くなると思います。そうした状況できちんとした人材を育成し、組織をまとめていくには、人材マネジメントや組織マネジメント、リーダーシップのスキルが求められます。そして、理学療法士の職域は急性期・回復期・生活期から予防までますます広がっていきます。それぞれが機能分化

していく一方で、全体としては複雑化していきます。全体として最大限の成果を出すためには、コーディネートするスキルや全体をマネジメントするスキルが求められます。

　また、地域包括ケアシステムを進めるに当たっては、リハビリテーションの視点で地域をマネジメントできる人材が不可欠です。では、それを誰がやるのかといえば、マネジメントスキルを身につけた理学療法士・作業療法士にしかできないのではないでしょうか。そういった人が今後増えていく時代、その時代を創る仕事にも興味があります。

——学生や現役の理学療法士・作業療法士にメッセージをお願いします。

　天台宗の荒　了寛大僧正は「思った通りにはならないが、やった通りにはなる」とおっしゃいます。私のキャリアを振り返ると、まさにそのとおりだったと思います。

　私も、自分の思い描いたとおりのキャリアを歩んできたわけではありません。意図せずマネジャーとなったわけですが、その機会をチャンスと捉えて積極的に行動したことが転機となり、今の働き方につながりました。おかげで、当時気づいていなかったマネジメントの面白さや可能性を知ることができました。想定どおりにはいかない、でも自ら行動すれば道は開ける——人生は面白いなと思います。

　これから、理学療法士・作業療法士としてのキャリアを形成していくのは、他ならぬ皆さん自身です。変化のスピードが速く、予測しにくいこの時代に必勝法はありません。偶然の出来事を自分の意思で乗りこなすことができた人にこそ、道は開けるのだと思います。

　私のわずかばかりの経験からも、偶然の出来事を新たなキャリアの機会に発展させるための行動指針として、「好奇心」「持続性」「楽観性」「柔軟性」「冒険心」は本当に大切だと実感しています。

　前例にとらわれないことも重要です。新しい時代には、新しい時代にマッチしたキャリアがあります。自分の気づいていないスキルが花開くこともあるかもしれません。

　偶然の出来事を自分の意思で乗りこなし、不確定な未来を自分で創っていく。そんな働き方が私の理想です。皆さんも、楽しみながら自分の未来を創っていきませんか？

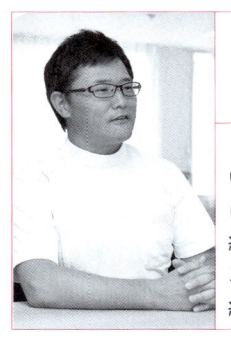

松山太士先生　略歴

社会医療法人財団新和会八千代病院
総合リハビリテーションセンター　技師長（兼情報企画室長）

　急性期・回復期・生活期を有する病院のリハビリテーション部門技師長として、幅広い領域のマネジメントを担当する傍ら、新規開設の病棟や通所介護の企画も担当。現在は、情報企画室長を兼任し、法人経営全般の企画にも携わっている。教育に関する取り組みとして、クリニカルクラークシップの導入やe-learningを活用したアクティブラーニング形式の卒後教育、ディスカッション形式の課題解決力研修など、新たな育成の仕組みづくりにも挑戦している。平成29年時点で現役18年目。

自分の強みを生かす
——企業内で活躍する理学療法士

吉澤 隆治 先生

鍼灸と理学療法の融合を目の当たりにして

——現在の仕事内容を教えてください。

神奈川県、東京都を中心に約150店舗の保険薬局を展開している企業で、「今後の保険薬局のあるべき姿」を模索しながら、そのためのいろいろな「仕組みづくり」に向けた研究開発を担当しています。

例えば、弊社のある保険薬局では近隣の方々を対象にして、薬剤師・管理栄養士・理学療法士が協働し、健康コミュニティづくりを始めています。これは、くすり-食事-運動の側面から支援する取り組みで、薬局内にとどまらず地域包括支援センターや社会福祉協議会などとも連携し、ウォーキング講座や自主グループ

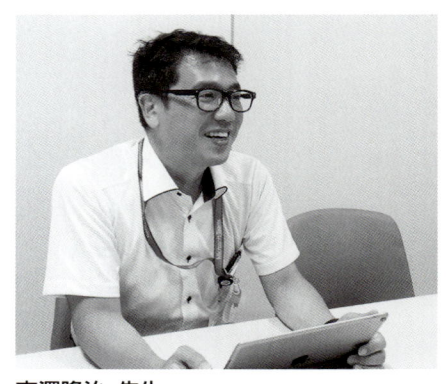

吉澤隆治　先生

形成に向けた活動を支援していくもので、その活動の講師なども担当しています。

また、経済産業省が「健康経営」という、社員の健康管理を推進する取り組みを啓発していますが、この取り組みのなかで保険薬局を健康管理の場として活用できるよう、プログラム開発に着手しています。

——あん摩マッサージ指圧師に加えて、鍼灸師、理学療法士と次々に目指されてきた経緯をお聞かせください。

私は、理学療法士の免許を取得する以前に、あん摩マッサージ指圧師と鍼灸師の資格を取得しました。理学療法との出会いは、あん摩マッサージ指圧師の資格を取得した際に、総合病院のリハビリテーション科の助手として勤務したときです。そこで、脊髄損傷の患者さんに対して、鍼治療後にリハビリテーションを実施すると一時的にも筋緊張が抑制され、自発的な動作が獲得されるという治療プロセスを目の当たりにして、東洋医学だけでなく、理学療法にも興味がわきました。

すなわち、ひとつの専門領域を深く学ぶことだけでなく、複数の領域の知識や技術を獲得したうえで臨床に携わったほうが、より患者さんに合わせた医療が提供できるのではないかと思

い、鍼灸師免許を取得し、さらに理学療法士を目指すことにしました。

——鍼灸師と理学療法士の資格をお持ちになっている先生からみて、それぞれの職の強みはどのようなところでしょうか？

　鍼灸師（東洋医学）の強みは、ひと言でいうと「全身のバランスを整える」ことです。身体全体の症状を捉え、経穴（いわゆるツボ）といわれるところを中心に刺激を加え、全身の反応を評価します。この「バランスを整える」という考え方がとても魅力的です。

　一方、理学療法士はロジカルに治療展開していきます。問題点を細分化し、再構成することで全体を捉えていくプロセスのため、問題点ひとつひとつを評価することが強みだと考えます。

　東洋医学（全体から細部へ）と理学療法（細部から全体へ）の組み合わせは、身体機能をより多角的に評価を行うことができ、結果的にアプローチのバリエーションを増やすことができます。例えば、慢性疼痛で苦しんでいる患者さんの疼痛緩和を図る際に、東洋医学と理学療法を組み合わせることで全身的に捉えることができ、緩和が図られたという経験を多数させていただきました。

企業で働くこと

⇒あわせて読もう　「プランド・ハプンスタンス理論」（p.91）、「内的キャリア」（p.63）、「キャリア・アンカー」（p.72）

——大学院で経営学を学ばれようと思われたのは、どうしてでしょうか？

　自身のキャリアとしては、最初の総合病院で急性期と在宅領域、次の総合病院では手の外科の患者さんを中心に担当し、作業療法室の立ち上げも担当しました。その他、人工関節術後の急性期リハビリにも関わらせていただきました。

　その後に、退院後の生活リハビリに関与するため、訪問看護ステーションでの常勤勤務も行いました。そのとき、患者さんを通じ、医療保険でのリハビリと介護保険でのリハビリが分断されていることが課題であることを強く認識するようになりました。

　その後ご縁があり、総合病院のリハビリテーション科の管理者になりました。その医療機関では自身が感じていた課題をもとに、医療保険と介護保険の両面から、入院リハビリ・外来リハビリ・訪問リハビリができる仕組みを構築することができました。

　この仕組みを構築するに当たり、リハビリ科スタッフが成長するための育成プラン、ならびに病院全体におけるリハビリ科の在り方を考えていくなかで、病院経営やマネジメントを学ぶ必要性を痛感するようになりました。そこで、これを解決するために大学院に籍を置かせていただくことになりました。

　偶然ですが、大学院の同期の半数が看護師など医療現場や介護事業所に勤務されている方々でしたので、今後の医療や介護事業の在り方について、教授を巻き込んで議論させていただきました。そこで調べたことや、議論のなかで得られたことが、現在の思考軸になっています。

——まだまだ企業で働く理学療法士は少数派だと思いますが、新たな領域に踏み込んだ理由は何だったのでしょうか？

　これまでの理学療法士としての経験と、大学院で学んだ「今後の社会保障の在り方」について考えたことが大きいですね。これまでは、平均寿命の延長を目的に高度救急医療を中心とした「急性期医療」に力が注がれてきました。その結果、医療費が高騰する結果になっています。そこで行われるリハビリテーションアプローチのなかで実感したことは、「やはり具合が悪くなってからでは遅い」ということでした。

　大学院では、生活習慣の改善など予防的アプローチに関して理学療法士が関わることの有用性を講座で発表したところ、ある保険薬局が同じ趣旨で事業展開していることを知り、そこでは自分の思いを実現できると考え、現在の保険薬局に転職することになりました。

——指圧師、鍼灸師、理学療法士、管理者とキャリアを積み上げていくなかで、視野が変わっていったポイントはありましたか？

　訪問看護ステーションでの勤務から病院のリハビリ科管理者に就任するときです。訪問看護ステーションでの勤務までは、いわゆる自身の専門性を中心軸において、知識や技術習得を行っていました。しかし、技術を学んで提供しただけでは患者さんが生活するうえでは何かが足りないということを数多く経験しました。具体的には、アプローチ頻度が少なくなると、患者さんがリハビリテーションを受ける、という意識では活動量が減少するので、訪問するたびに体力低下を起こしました。この問題を解決するためには、医学モデル・生活モデル・社会モデルを包摂して考えることの重要性を学びました。

　同時に、自分ひとりだけでは関わる患者さんに限界がありますから、同じ考え方でアプローチをしてくれる仲間をたくさんつくりたいと考えました。そのために、リハビリ科の管理者になることを選びました。この考え方は、保険薬局で勤務している現在も全く変わっていません。

——「求めよ！さらば、与えられん！」を地でいっていますね。

　自分が何をしたいかよりも、何を求められているのかを突き詰めてきました。理学療法士という仕事は自分の生活の糧ではありますが、お金を稼ぐことのみが目的なのではありません。自分自身の目標を社会に認められるかたちで表現するための手段であったし、これからもそうありたいと考えています。

　自分は、社会に対してどのような貢献ができるのかを考えるようにしてきました。自分の何

が社会から求められていて、それをどう生かすことができるのかを客観視して考えることが大切だと思います。

転機の先にあるキャリア

──キャリアを積み上げていくなかで、転機をどのように迎えたらいいのでしょうか？

ウィリアム・ブリッジズという人が「トランジション理論」というものを提唱しています。この人は30年以上にわたって人材コンサルタントをしていた人で、「トランジション」は「過渡期」と解釈するとわかりやすいかもしれません。彼がいっていることは、何かが終わって、次が始まるということ。つまり、転機ということですよね。「新しいキャリアは、何かが終わらなければ絶対に始まらない」ということです。

ブリッジズは、この過渡期に3段階があるとしています。第1段階は「何かが終わる」段階で、第2段階は「ニュートラルゾーン」、そして第3段階が「何かが始まる」時期です。

転職について考えてみると、現在の仕事を離れようと思い始めて就職活動を行い、新しい仕事先がみつかるまでが過渡期です。仕事を辞めるのは自己都合であったり、会社都合であったりしますが、自分が望まない変化であることも多く、ひどく落ち込んだり、やる気を失う人もいるでしょう。

そして、私たちは、転職を決める前には変化を求める一方で、変化を恐れもします。「変わりたい」「変わりたくない」という思いが交錯します。この時期が「ニュートラルゾーン」です。この「ニュートラルゾーン」は、トランジションにおいて最も重要な時期です。

転機や節目は"しんどい"ものですが、そこを乗り越える度に本当の自分が見えてくるはずです。私は、それを大学院で教えていただきました。「何かが終わったら、また新しく何かが始まる」。ひとつのことにあまり固執をしなくなったのはこの辺りからですね。

──学生へのメッセージをお願いします。

理学療法や作業療法の知識や技術の学びを深めていくことは、とても重要なことです。しかし、一方で時代は常に変化しています。それは、社会環境の変化でもありますし、私たちが日常生活で使用するツールなども技術が進歩しています。それらによって個々の価値観やライフスタイルは多様化しました。このような時代のなかで社会的存在意義を確立するためには、私たちも多様化する必要があると考えています。すなわち「専門性＋α」を身につけていくということです。

日本古来からある茶道や武道における修行を表す言葉に「守破離」という言葉があります。「守」は、型や技を身につける段階です。「破」は、身につけた型や技を発展させる段階で、「離」は、独自のものを生み出し確立させる段階、といわれています。この考え方でいくと、養成校から臨床に出て10年くらいまでは一所懸命自分の学問を探究しつつ、興味のある他の

分野を探してみてはいかがでしょうか。それは、ご自身の趣味でもなんでもよいと思います。すべては、「離」を考えるときのエッセンスになります。

——若いセラピストには何を期待しますか？

　セラピストの知識を活かし、「患者さんが必要としていること」をベースにいろいろな立場や役割で関わることで、人の健康だけでなく、「社会全体の健康」というところにまで対象範囲が広がると、より多くの方から役割期待を得られると思います。その役割期待を果たすために、ぜひ「プラスα」の強みを持ってください。

　今、みなさんそれぞれが見えている世界以外にも、きっと様々な景色があるはずですから、常にいろいろなことに興味を持って覗いてみてください。そこにはきっと、これからの人生を左右するような新しい発見が待っています。それが、「転機」になると思います。

　私の場合、20 年間、本当にいろいろな方々と交流を持たせていただくことで、広く物事を見ることができました。この間ずっと「自分は社会に対して何ができるか？　どんなお役立ちができるか？」を考え、今の仕事をしています。

　そういった、多くの「転機」を越えたセラピストが増えること、それが多様性のある社会のニーズに対応できることにつながっていくと考えています。

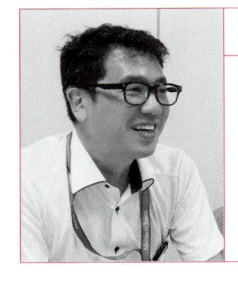

吉澤隆治先生　略歴	薬樹 R ＆ D 株式会社マネジャー

理学療法士として、急性期〜在宅リハを経験したのち、リハビリテーション科管理者として、回復期リハ病棟の立ち上げに参画する。
その後、総合病院の事業企画スタッフとして病院経営に関わる。
現在は、保険薬局における新規事業に関する企画立案を行っている。
平成 29 年時点で現役 20 年目。

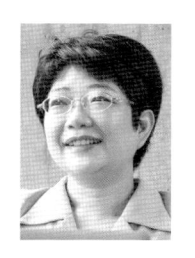

大町かおり

長野保健医療大学保健科学部
　リハビリテーション学科　教授
NPO 法人ストップ・ザ・ロコモ協議会アドバイザー
日本運動器科学会評議員
「たのしいくらしの研究所」代表

障がいとともに生きるひと、その家族、そして療法士
が、それぞれの立場でたのしく暮らすことを考え続け
ている、作業療法のマインドもすてきな理学療法士。
専門分野は運動学。特に動作解析。自治体とともに活
動する「地域在住高齢者のロコモティブシンドローム
予防」の企画、運営、実施、検証。
平成 29 年の時点で現役 27 年目。教育歴は 21 年目。

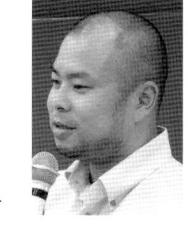

高木綾一

株式会社 Work Shift 代表取締役
関西医療大学保健医療学部　理学療法学科　助教
国家資格キャリアコンサルタント
リハビリテーション部門コンサルタント
修士（学術）、他

理学療法士として地域リハビリテーションに携わりな
がら、病院・介護施設・介護事業所のマネジメントを
経験。臨床、教育、研究、管理を組み合わせるマネジ
メント手法により、セラピストの人材育成や組織のブ
ランディングに関して専門的に取り組む。2014 年に株
式会社 Work Shift を設立後は、全国の医療・介護事業
所のコンサルティングのほか、ヘルスケアビジネス支
援、創業支援、キャリア・デザインやマネジメントに
関するセミナー講師としても活躍中。平成 29 年時点
で、現役 16 年目。起業歴は 3 年目。

リハビリテーション職種のキャリア・デザイン

2017 年 9 月 25 日　第 1 版第 1 刷
2019 年 3 月 30 日　第 1 版第 2 刷 ©

編　著　者　大町かおり・高木　綾一
発　行　人　三輪　敏
発　行　所　株式会社シービーアール
　　　　　　東京都文京区本郷 3-32-6　〒 113-0033
　　　　　　☎（03）5840-7561　（代）Fax（03）3816-5630
　　　　　　E-mail／sales-info@cbr-pub.com
　　　　　　ISBN 978-4-908083-20-4　C3047
　　　　　　定価は裏表紙に表示
印 刷 製 本　三報社印刷株式会社
　　　　　　© Kaori Ohmachi 2017